明·傅　山◎著

朱　峰◎校注

主男科

物质文化遗产临床经典读本

第二辑

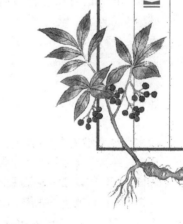

中国健康传媒集团

中国医药科技出版社

图书在版编目（CIP）数据

傅青主男科 /（明）傅山著；朱峰校注 . — 北京：中国医药科技
出版社，2020.7（2024.8 重印）

（中医非物质文化遗产临床经典读本 . 第二辑）

ISBN 978-7-5214-1640-4

Ⅰ . ①傅…　Ⅱ . ①傅…②朱…　Ⅲ . ①中医内科学—中国—清代
Ⅳ . ① R25

中国版本图书馆 CIP 数据核字（2020）第 034735 号

美术编辑　陈君杞
版式设计　也　在

出版　**中国健康传媒集团** | 中国医药科技出版社
地址　北京市海淀区文慧园北路甲 22 号
邮编　100082
电话　发行：010 - 62227427　　邮购：010 - 62236938
网址　www.cmstp.com
规格　880 × 1230mm $^1/_{32}$
印张　3 $^5/_8$
字数　73 千字
版次　2020 年 7 月第 1 版
印次　2024 年 8 月第 5 次印刷
印刷　三河市万龙印装有限公司
经销　全国各地新华书店
书号　ISBN 978-7-5214-1640-4
定价　**20.00 元**

获取新书信息、投稿、
为图书纠错，请扫码
联系我们。

傅山，字青主，别字公它，明末清初山西太原阳曲人，生于明代万历三十五年（1607），卒于清代康熙二十三年（1684）。傅山不仅博通经史子集，兼工诗文书画，而且精通医学，时称"医圣"。其用药博采众方，应手辄效，医学著作精详平易，流传甚广，对后世有着重要影响。

《傅青主男科》是我国第一部以男科命名的专著，全书共两卷，分伤寒、火证、郁结、虚劳、痰嗽、喘证、吐血、呕吐、臌证、水证、湿证、泄泻、痢疾、大小便、厥证、癫狂、怔忡惊悸、腰腿肩臂手足疼痛、心腹痛、麻木、胁痛、浊淋等二十二门，涉及男科遗精、滑精、淋、浊、阳强、阳痿、肾子痛、偏坠等8个病种。同时本书还收录了杂方、小儿科、女科等内容。本书重视个体差异，强调疾病的病程阶段变化，尤其注重对初病时的治疗，立法谨严，议论中肯，启迪后人，其学术见解对现代临证用药有极大的指导意义和参考价值。

《中医非物质文化遗产临床经典读本》

编 委 会

出版者的话

　　中国从有文献可考的夏、商、周三代，就进入了文明的时代。中国人认为自己是炎黄的子孙，若以此推算，中国的文明史可以追溯到五千年前。中华民族崇尚自然，形成了"天人合一"的信仰，中医学就是在这种信仰的基础上产生的一种传统医学。

　　中医的起源可以追溯到炎帝、黄帝时期，根据考古、文献记载和传说，炎帝神农氏发明了用药物治病，黄帝轩辕氏创造脏腑经脉知识，炎帝和黄帝不仅是中华民族的始祖，也是中医的缔造者。

　　大约在公元前1600年，商代的伊尹发明了用"汤液"治病，即根据不同的证候把药物组合在一起治疗疾病，后世称这种"汤液"为"方剂"，这种治病方法一直延续到现在。由此可见，中华民族早在3700多年前就发明了把各种药物组合为"方剂"治疗疾病，实在令人惊叹！商代的彭祖用养生的方法防治疾病，中国人重视养生的传统至今深入民心。根据西汉司马迁《史记》的记载，春秋战国时期的扁鹊秦越人善于诊脉和针灸，西汉仓公淳于意善于辨证施治。这些世代传承积累的医药知识，到了西汉时期已蔚为大观。汉文帝下诏命刘向等一批学者整理全国的图书，整理后的图书分为六大类，即六艺、诸子、诗赋、兵书、术数、方技，方技即医学。刘向等校书，前后历时27年，是对中国历史文献最为壮观的结集、整理、研究，真正起到了上对古人、下对子孙后代的承前启后的作用。后之学者，欲考中国学术的源流，可以此为纲鉴。

这些记载各种医学知识的医籍，传之后世，被尊为经典。医经中的《黄帝内经》，记述了生命、疾病、诊疗、药物、针灸、养生的原理，是中医学理论体系形成的标志。这部著作流传了2000多年，到现在，仍被视为学习中医的必读之书，且早在公元7世纪，就传播到了周边一些国家和地区，近代以来，更是被翻译成多种语言，在世界许多国家广泛传播。

经方医籍中记载了大量以方治病和药物的知识，其中有《汤液经法》一书，相传是伊尹所作。东汉时期，人们把用药的知识编纂为一部著作，称《神农本草经》，其中记载了365种药物的药性、产地、采收、加工和主治等，是现代中药学的起源。中国历代政府重视对药物进行整理规范，著名的如唐代的《新修本草》、宋代的《证类本草》。到了明代，著名医学家李时珍历经30余年研究，编撰了《本草纲目》一书，在世界各国产生了广泛影响。

东汉时期的张仲景，对医经、经方进行总结，创造了"六经辨证"的理论方法，编撰了《伤寒杂病论》，成为中医临床学的奠基人，至今仍是指导中医临床的重要文献。这部著作早在公元700年左右就传到日本等国家和地区，一直受到重视。

西晋时期，皇甫谧将《素问》《针经》和《黄帝明堂经》进行整理，编撰了《针灸甲乙经》，系统地记录了针灸的理论与实践，成为学习针灸的经典必读之书，一直传承到现在。这部著作也被翻译成多种语言，在世界各地广泛传播。

中医学在数千年的发展历程中，创造积累了丰富的医学理论与实践经验，仅就文献而言，保存下来的中医古籍就有1万余种。中医学独特的思想与实践，在人类社会关注健康、重视保护文化多样性和非物质文化遗产的背景下，显现出更加旺盛的生命力。

中医药学与中华民族所有的知识一样，是"究天人之际"的学问，所以，中国的学者们信守着"究天人之际，通古今之变，成一家之言"的至理。《素问·著至教论》记载黄帝与雷公讨论医道说："而道，上知天文，下知地理，中知人事，可以长久。以教众庶，亦不疑殆。医道论篇，可传后世，可以为宝。"这段话道出了中医学的本质。中医是医道，医道是文化、是智慧，《黄帝内经》中记载的都是医道。医道是究天人之际的学问，天不变，道亦不变，故可以长久，可以传之后世，可以为万世之宝。

医道可以长久，在医道指导下的医疗实践，也可以长久。故《黄帝内经》中的诊法、刺法至今可以用，《伤寒论》《金匮要略》《备急千金要方》《外台秘要》的医方今天亦可以用，《神农本草经》《证类本草》《本草纲目》的药今天仍可以用。

或许要问，时间太久了，没有发展吗？不需要创新吗？其实，求新是中华民族一贯的追求。如《礼记·大学》说："苟日新，日日新，又日新。"清人钱大昕有一部书叫《十驾斋养新录》，他以咏芭蕉的诗句解释"养新"之义说："芭蕉心尽展新枝，新卷新心暗已随，愿学新心养新德，长随新叶起新知。"原来新知是"养"出来的。

中华民族"和实生物，同则不继"的思想智慧，与当今国际社会提出的保护和促进文化多样性、保护人类的非物质文化遗产的需求相呼应。世界卫生组织 2000 年发布的《传统医学研究和评价方法指导总则》中，将"传统医学"定义为"在维护健康以及预防、诊断、改善或治疗身心疾病方面使用的各种以不同文化所特有的理论、信仰和经验为基础的知识、技能和实践的总和"，点明了文化是传统医学的根基。习近平总书记深刻指出："中医药学是中国古代科学的瑰宝，也是打开中华文明宝库的钥匙。"这套丛书的整理出版，也是为了打磨好中医药学这把钥匙，以期打开中华文明这个宝库。

希望这套书的再版，能够带您回归经典，重温中医智慧，获得启示，增添助力！

中国医药科技出版社

2019 年 6 月

校注说明

《傅青主男科》为明末清初傅山先生所著，理法严谨，分析详尽，因病制方，随证遣药，受到后世医家的不断推崇。仅《傅青主男科》单行本就有30余种，此外还有许多《傅青主男女科》合刊本及不同名目的傅山的医学著作。因此本书有较高的学术价值，影响深远。

一、底本、校本的选择

该书版本颇多，目前最早的刻本是清代同治二年癸亥（1863）瑞祥仁刻本（简称：瑞祥仁刻本）。此外，清代还有同治五年丙寅（1866）成都三益垣刻本、同治五年丙寅（1866）刻本、同治刻本、光绪七年辛巳（1881）羊城五福堂刻本（简称：五福堂刻本）、光绪十二年丙戌（1886）晋义堂刻本（简称：晋义堂刻本）、光绪九年癸未（1883）扫叶山房刻本（简称：扫叶山房刻本）等20余种刻本。此后还有民国上海锦章书局石印本（简称：锦章石印本）、上海广益书局石印本等版本。由于本书流传较广，或因传抄过程中误写，或因编校过程中改窜，繁多杂乱的版本良莠不齐，所以底本、校本的选择便尤为重要了。

本次校对以瑞祥仁刻本为底本，以五福堂刻本、晋义堂刻本为主校本，扫叶山房刻本、锦章石印本为参校本。

二、点校方法

1.校勘以对校、他校为主，以本校为辅，慎用理校。

2.凡底本无误，校本讹误的，均以底本为准，不改动底本文字，亦不出校记。

3.凡底本明显校勘错误的，据校本径改，但出校说明。如志：原作"气"，据《灵枢·本神篇》《太素》卷六改。

4.对于校本、底本不一，以底本为准，不作改动，但出校说明。如瑞祥仁刻本"三钱"，五福堂刻本作"二钱"，晋义堂刻本作"一钱"，以瑞祥仁刻本为准，但出校说明。校本虽有异文，但无碍文义者，不出校记。

5.原文中的异体字、古今字、俗写字，凡常见者一律径改为通行的简化字，不出校记。如"已"作"以"、"於"作"于"、"濇"作"涩"、"沈脉"作"沉脉"、"亟"作"急"等。

6.凡底本明显的误字或不规范字，如"已""巳""己"不分、"胁""肋"混用，径改，不出校记。

由于时间仓促，水平有限，如有错漏之处，敬请同道指正。

校注者
2020 年 1 月

序

世传先生字不如诗，诗不如画，画不如医，医不如人。先生之高远，固不可以区区之医见也。而先生有所著《性史》《十三经字区》《周易偶释》《周礼音辨条》《春秋人名韵》《地名韵》《两汉人名韵》等书，不概见于世，虽欲言先生之高，莫之由也。今读先生之传，想先生之为人，岂非所谓天子不得臣、诸侯不得友者欤？先生有《女科》传于世，平尝遵治家人妇女，无一不效。尝语人曰：先生《女科》神乎神矣，惜未有《男科》传焉。或谓：子不闻谚乎？"能治十男子，不治一妇人"。女科难，男科易，故有传有不传耳。似也而心疑之。癸亥秋，有邦定罗公，持先生《男科》《小儿科》以相示，平见而奇之，究其所从来？罗曰：道光初年，余家刻印先生《女科》，是时平定州孙毓芝先生为余家西席，由平定州携至舍下，余录之，藏笥已四十余年矣。今有乡人生产，胎衣不下，求方于余，余搜《女科》而得此。因子好《女科》，而特为相示。平受而读之，欲付于民，而窘于资。是冬十月，有宝翰罗公、正南王公、书铭安公、敦友罗公亦善此书，于是各捐板资，于亲友以共成其事，愿仁人君子勿视此为易易。先生此书，只论病之形，不论病之脉，明白显易，使人一望而即知其病是寒是热、属实属虚，真深入浅出，似易而实难也。非深精脉理，不能为此。先生盖精于岐黄，而能以儒义，不囿于叔和、

1

丹溪之言，而独有所见，探古人未探之本，传古人未传之妙，实大有益于人世，能救死于呼吸间也。平本才疏，不足为先生序，而梓人索序，孔亟待观者，又欲速成其书，爰为述其稿之所由来，板之所由成，以待能文之士，弃此而重为之序，是则此书之深幸耳。

同治二年十二月

康衢王道平识

明生员傅先生山传

提督学政嵇会筠撰

　　傅先生名山，字青主，一字公他，阳曲人。祖霖，官山东、辽海参议。父之谟，明经授徒，号离垢先生。山生而颖异，读书十行并下，过目辄能成诵。年十四，督学文太清拔入庠。继文者，袁临侯先生继咸也，一见深器之，准食饩。檄取读书"三立书院"，时时以道学相期许，山益发愤下帷。袁每云："山，文诚佳，恨未脱山林气耳。"崇祯丙子，继咸为直指张孙振诬诋下狱。山徒步走千里外，伏阙讼冤。孙振怒，大索山，山敝衣褴褛，转徙自匿，百折不回，继咸冤得白。当是时，山义声闻天下。后继咸官南方，数召山，山终不往。

　　国朝定鼎，自九江执继咸北上，山乃潜入都，密候继咸起居。继咸见杀，山收其遗蒉而归。山性至孝，父之谟病笃，朝夕稽颡于神，愿以身代。旬日父愈，人谓孝通神明，不异黔娄云。执亲丧，哀毁特甚，苦块米饮，不茹蔬果。友爱诸季，先人遗产，弟荡费强半，终身无怨色。弟殁，抚遗孤过于己子。失偶时年二十七，子眉甫五龄，旁无妾媵，誓不复娶。于里党姻戚，竭力赒其缓急，为人分别有让，恭俭下人。与人言依于忠孝，谋事要于诚实。盖其敦厚彝伦，根本自然，非有强也。自李自成犯京师，明庄烈皇帝殉国，山遂绝意进取，弃青衿为黄冠，号石道人。葛衣草履，时遨游于平定、祁汾间，所至有墨痕笔迹。工诗赋，善古文词，临池得二王神理，该博古今典籍，百家诸子，靡不淹贯。大叩大鸣，小叩小鸣，复自托绘事写意，曲尽其妙。精岐黄术，邃于脉理，而时通以儒义，不拘拘于叔和、丹溪之言。踵门求医者户常满，贵贱一视之。家故饶，至是渐益窭，安贫乐道泊如也。屋舍田园，多为细人窃据，概置不问。康熙戊午，诏举博学宏词，廷臣交章荐山，山坚以老病辞。当事者立迫就道，道称股病不能行，肩舆舁入都，卧旅邸不赴试。满汉王公九卿、贤士大夫，下逮马医夏畦、市井细民，莫不重山行义，就见者罗溢其门，子眉送迎常不及，山但敧倚榻上言："衰老不可为礼。"诸贵人益以此重山，弗之怪也。明年三月，吏部验病入告，奉旨，傅山文学素著，念其年迈，特授内阁中书，着地方官存问，遂得放归。归愈澹泊，自甘僻居远村，不入城府。然钦其名者益众，率纡道往见，冀得一面为荣。又六年卒，远近会葬者数千百人。山所著有《性史》《十三经字区》《周易偶释》《周礼音辨条》《春秋人名韵》《地名韵》《两汉人名韵》等书。

秘礼斋曰：昔者尝怪先生值尧舜之世，笃志高尚，恳辞征辟，何其果也！及读汉史，见周党、王霸之为人，初不辱于新莽，建武复辟，连征不起，乃知士各有志。先生盖有道而隐者也，彼诚见夫有明末季，上下交征利，卒灭亡于寇盗之手，固已心寄夫长林丰草矣，宁复以青紫为荣耶？至若义白知己之冤，其贤于世之平居师友相亲慕，临难背负，不一引手救，漠然若不相识者，亦远矣。古云：民生于三，事之如一，惟其所在则致死焉。先生真无愧哉！

赞曰：于惟先生，得圣之清。讼冤奔讣，蒙难不惊。辞荣却聘，先民是程。功在名教，百世景行。

铁城寄傅青主

（附札二首　附录《霜红龛集》）
宜春袁继咸（袁山）

独子同忧患，于今乃别离。乾坤留古道，生死见心知。

贯械还余草，传灯不以诗。悠悠千载业，努力慰相思。

江州求死不得，至今只得为其从容者。闻黄冠入山养母，甚善！此时不可一步出山也。有诗一册，付曲沃锡斑，属致门下藏之山中矣。可到未？

乙酉冬季

前诗到未？若未到门下，不可往取。可属西河曹孝廉缓颊取之，必藏之门下。所目今著《经观》《史观》二书，《经观》薄就矣，《史观》尚未竟，不知能终竟此业否？晋士惟门下知我甚深，不远盖棺，断不敢负门下之知，使异日羞称袁继咸为友生也。

丙寅初秋

征君傅山传

（附录《池北偶谈》）

济南王士禛贻上著

征君傅山，字青主，一字公佗，太原府人。母梦老比丘而生，生复不啼。一瞽僧至门云："既来，何必不啼"？乃啼。六岁食黄精，不乐谷食，强之，乃复食。读十三经、诸子史，如宿通者。崇祯十年，袁临侯继咸，督学山西，为巡按御史张孙振诬劾被逮。山，薰馔左右，伏阙上书，白其冤。谕德马君常世奇，作《山右二义士传》（谓山与汾阳薛宗周），比之裴瑜、魏劝。乱后，梦天帝赐黄冠衲衣，遂为道士装。医术入神，有司以医见则见，不然不见也。康熙戊午，征聘至京师，以老病辞。己未，与范阳杜樾，俱授内阁中书舍人归里。山，工八分隶及金石篆刻，画入逸品。子，眉，字寿髦，亦工画，作古赋数十篇。常鬻药四方，儿子共挽，暮抵逆旅，辄篝灯课读经史骚赋选诸书，诘旦成诵乃行，否即与杖。

目 录

🪷 上卷

伤寒门 ···················· 1

初病说 ················· 1

伤风 ···················· 1

伤寒 ···················· 1

外感 ···················· 2

伤食 ···················· 2

疟疾 ···················· 2

伤暑 ···················· 3

大满 ···················· 3

发汗 ···················· 3

寒热真假辨 ·········· 4

乍寒乍热辨 ·········· 4

真热证 ················· 4

真寒证 ················· 5

假热证 ················· 5

假寒证 ················· 6

真热假寒 ············· 6

真寒假热 ············· 6

上热下寒 ············· 7

循衣撮空 ············· 7

阴虚双蛾 ············· 7

结胸 ···················· 8

扶正散邪汤 ·········· 8

火证门 ················· 8

泻火汤总方 ·········· 8

火证 ···················· 9

火越 ···················· 9

燥证 ···················· 9

治火丹神方 ·········· 10

消食病 ················· 10

痿证 ……………… 10

痿证 ……………… 11

郁结门 ……………… 11

开郁 ……………… 11

关格 ……………… 11

虚劳门 ……………… 12

痨症虚损辨 ……………… 12

内伤发热 ……………… 12

未成痨而将成痨 ……… 13

阳虚下陷 ……………… 13

阴虚下陷 ……………… 13

阴虚火动夜热昼寒 …… 14

阴寒无火 ……………… 14

过劳 ……………… 14

日重夜轻 ……………… 15

夜重日轻 ……………… 15

阴邪兼阳邪 …………… 16

气血两虚 ……………… 16

气虚胃虚 ……………… 16

气虚饮食不消 ………… 17

血虚面色黄瘦 ………… 17

肺脾双亏 ……………… 18

肝肾两虚 ……………… 18

心肾不交 ……………… 19

精滑梦遗 ……………… 19

夜梦遗精 ……………… 20

遗精健忘 ……………… 20

倒饱中满 ……………… 21

久虚缓补 ……………… 21

补气 ……………… 21

补血 ……………… 22

出汗 ……………… 22

痨证 ……………… 22

痰嗽门 ……………… 23

初病之痰 ……………… 23

已病之痰 ……………… 23

久病之痰 ……………… 24

滞痰 ……………… 24

湿痰 ……………… 25

寒痰 ……………… 25

热痰 ……………… 25

老痰 ……………… 26

顽痰 ……………… 26

水泛为痰 ……………… 26

中气又中痰 …………… 27

湿嗽 ……………… 27

久嗽 ……………… 27

久嗽 ……………… 28

肺嗽兼补肾 ············ 28

喘证门 ············ 29

气治法 ············ 29

气喘 ············ 29

实喘 ············ 30

虚喘 ············ 30

气短似喘 ············ 31

抬肩大喘 ············ 31

肾寒气喘 ············ 32

肾火扶肝上冲 ············ 32

假热气喘吐痰 ············ 32

喘嗽 ············ 33

贞元饮 ············ 33

吐血门 ············ 33

阳证吐血 ············ 33

大怒吐血 ············ 34

吐血 ············ 34

吐白血 ············ 35

血不归经 ············ 35

三黑神奇饮 ············ 36

呕吐门 ············ 36

脾胃症辨 ············ 36

反胃大吐 ············ 36

寒邪犯肾大吐 ············ 37

呕吐 ············ 37

火吐 ············ 38

寒吐 ············ 38

胃吐 ············ 38

反胃 ············ 39

反胃 ············ 39

胃寒 ············ 39

肾寒吐泻，心寒胃弱 ············ 40

臌证门 ············ 40

水臌 ············ 40

气臌 ············ 41

虫臌 ············ 41

血臌 ············ 42

水证门 ············ 42

水肿 ············ 42

呃逆 ············ 43

水结膀胱 ············ 43

湿证门 ············ 43

黄证 ············ 43

瘅证 ············ 44

伤湿 ············ 44

脚气 ············ 44

🪷 下卷

泄泻门 ················ 46

  泻甚 ················ 46

  水泻 ················ 46

  火泻 ················ 47

  水泻 ················ 47

  泄泻吞酸 ·········· 47

痢疾门 ················ 48

  火邪内伤辨 ········ 48

  痢疾 ················ 48

  血痢 ················ 49

  寒痢 ················ 49

大小便门 ············ 50

  大便不通 ·········· 50

  实证大便不通 ······ 50

  虚证大便不通 ······ 51

  小便不通 ·········· 51

  大小便不通 ········ 52

厥证门 ················ 52

  寒厥 ················ 52

  热厥 ················ 52

  尸厥 ················ 53

  厥证 ················ 53

气虚猝倒 ············ 54

阴虚猝倒 ············ 54

阳虚猝倒 ············ 54

肾虚猝倒 ············ 55

大怒猝倒 ············ 55

中风不语 ············ 56

口眼歪斜 ············ 56

半身不遂 ············ 57

半身不遂，口眼歪斜 ··· 57

痫证 ················ 58

癫狂门 ················ 58

  癫狂 ················ 58

  发狂见鬼 ·········· 59

  发狂不见鬼 ········ 59

  狂证 ················ 59

  寒狂 ················ 60

怔忡惊悸门 ············ 60

  怔忡不寐 ·········· 60

  心惊不安，夜卧不睡 ·· 60

  恐怕 ················ 61

  神气不宁 ·········· 61

腰腿肩臂手足疼痛门 ··· 62

满身皆痛 ·········· 62

腰痛 ·········· 62

腰痛 ·········· 63

腰痛 ·········· 63

腰腿筋骨痛 ·········· 63

腰痛足亦痛 ·········· 64

腿痛 ·········· 64

两臂肩膊痛 ·········· 64

手足痛 ·········· 65

胸背手足颈项腰膝痛 ··· 65

背骨痛 ·········· 65

腰痛兼头痛 ·········· 66

心腹痛门 ·········· 66

心痛辨 ·········· 66

寒痛 ·········· 66

热痛 ·········· 67

久病心痛 ·········· 67

久病心痛 ·········· 67

腹痛 ·········· 68

腹痛 ·········· 68

冷气心腹痛 ·········· 68

胃气痛 ·········· 68

麻木门 ·········· 69

手麻木 ·········· 69

手麻 ·········· 69

手足麻木 ·········· 69

木 ·········· 70

腿麻木 ·········· 70

两手麻木，困倦嗜卧 ··· 70

浑身麻木 ·········· 70

麻木痛 ·········· 71

足弱 ·········· 71

筋缩 ·········· 71

胁痛门 ·········· 72

两胁有块 ·········· 72

左胁痛 ·········· 72

右胁痛 ·········· 72

左右胁俱痛 ·········· 73

两胁走注 ·········· 73

胁痛身热 ·········· 73

胁痛 ·········· 73

胁痛咳嗽 ·········· 74

浊淋门 附肾病 ·········· 74

二浊五淋辨 ·········· 74

淋证 ·········· 74

浊证 ·········· 74

阳强不倒 ·········· 75

阳痿不举 ·········· 75

尿血又便血 ………… 75

疝气 ………… 76

肾子痛 ………… 76

偏坠 ………… 76

杂方 ………… 77

病在上而求诸下 ………… 77

病在下而求诸上 ………… 77

疮毒 ………… 78

头面上疮 ………… 78

身上手足之疮疽 ………… 78

统治诸疮 ………… 78

黄水疮 ………… 79

手汗 ………… 79

饮砒毒 ………… 79

补肾 ………… 79

嚏喷 ………… 80

破伤 ………… 80

疯狗咬伤 ………… 80

小儿科 ………… 80

色 ………… 80

脉 ………… 81

三关 ………… 81

不食乳 ………… 81

脐不干 ………… 81

山根 ………… 82

发热 ………… 82

感冒风寒 ………… 83

惊风 ………… 83

惊风 ………… 84

痢疾 ………… 84

泄泻 ………… 84

寒泻 ………… 85

吐 ………… 85

咳嗽 ………… 85

疳证 ………… 86

口疳流水口烂神方 ………… 86

疳证泻痢眼障神效方 … 86

疟疾 ………… 86

便虫 ………… 87

积虫 ………… 87

痘证回毒或疔肿 ……… 87

痘疮坏症已黑者 ……… 87

急慢风 ………… 88

治火丹神方 ………… 88

傅青主先生手著

《女科》 ………… 89

产后以补气血为主 …… 89

胎漏胎动 ………… 89

子悬 ················· 89

白带 ················· 90

产妇气喘腹痛 ········· 90

产妇呕吐下痢 ········· 90

血崩 ················· 91

产后大喘大汗 ·········· 91

产后亡阳发狂 ·········· 91

产门症 ··············· 92

打死胎 ··············· 92

上 卷

伤寒门

初病说

凡病初起之时，用药原易奏功，无如世人看不清症，用药错乱，往往致变症蜂起。苟看病清，用药当，何变症之有？

伤风

凡人初伤风，必然头痛身痛，咳嗽痰多，鼻流清水，切其脉必浮。方用：

荆芥　防风　柴胡　黄芩　半夏　甘草各等份

水煎服，一剂即止，不必再剂也。

伤寒

凡伤寒初起，鼻塞目痛，项强头痛，切其脉必浮紧。方用：

桂枝　干葛　陈皮　甘草各等份

水煎服，一剂即愈。

外感

凡人外感，必然发热。方用：

柴胡　黄芩　荆芥　半夏　甘草各等份

水煎服。

四时不正之气，来犯人身，必然由皮毛而入营卫，故用柴胡、荆芥，先散皮毛之邪，邪既先散，安得入内？又有半夏以祛痰，使邪不得挟痰以作祟；黄芩以清火，使邪不得挟火以作殃；甘草调药以和中，是以邪散而无伤于正气也。若内伤之发热，则不可用此方。

伤食

凡伤食，必心中饱闷，见食则恶，食之转痛也。方用：

白术一钱　茯苓一钱　枳壳一钱　谷芽二钱　麦芽二钱　山楂二十个　神曲五钱　半夏一钱　甘草五分　砂仁三粒

水煎服，一剂快，二剂愈。

疟疾

方用遇仙丹：

生军六两　槟榔三两　三棱三两　莪术三两　黑丑三两　白丑三两　木香二两　甘草一两

水丸。遇发日清晨，温水化三四丸，寻以温米饭补之。忌生冷、鱼腥、荞面，孕妇勿服。

伤暑

人感此症，必然头晕、口渴、恶热，甚则痰多、身热、气喘。方用：

人参一钱　白术五钱　茯苓三钱　甘草一钱　青蒿一两　香薷三钱　陈皮一钱

水煎服，一剂愈。

大满

此邪在上焦，壅塞而不得散也。方用：

瓜蒌捣碎，一个　枳壳三钱　天花粉三钱　栀子二钱　陈皮三钱　厚朴钱半　半夏一钱　甘草一钱

水煎服。

此方之妙，全在用瓜蒌，能去胸膈之食，而消上焦之痰，况又佐以枳壳、花粉，同是消中圣药；又有厚朴、半夏，以消胃口之痰，尤妙在甘草，使群药留中而不速下，则邪气不能久存而散矣。

发汗

凡人邪居腠理之间，必须用汗药以泄之。方用：

荆芥一钱　防风一钱　甘草一钱　桔梗一钱　苏叶一钱　白术五钱　云苓三钱　陈皮五分

水煎服。

此方妙在君白术，盖人之脾胃健，而后皮毛腠理始得开合自如，白术健脾去湿，而邪已难存，况有荆、防、苏、梗以表散之乎！

寒热真假辨

真热症：口干极而呼水，舌燥极而开裂、生刺，喉痛日夜不已，大热烙手而无汗也。

真寒症：手足寒久而不回，色变青紫，身战不已，口噤，出声而不可禁也。

假热症：口虽渴而不甚，舌虽干而不燥，即燥而无芒刺、纹裂也。

假寒症：手足冰冷而有时温和，厥逆身战亦未太甚，而有时而安，有时而搐是也。

乍寒乍热辨

病有洒淅恶寒而后发热者，盖阴脉不足，阳往从之，阳脉不足，阴往乘之。何谓阳不足？寸脉微，名曰阳不足，阴气上入阳中，则恶寒也。何谓阴不足？尺脉弱，名曰阴不足，阳气下陷阴中，则发热也。凡治寒热，用柴胡升阳气，使不下陷阴中，则不热也；用黄芩降阴气，使不升入阳中，则不寒也。

真热证

方用：

麻黄三钱　当归五钱　黄连三钱　黄芩三钱　石膏三钱　知母三钱　半夏三钱　枳壳二钱　甘草一钱

水煎服，一剂轻，二剂愈。

真寒证

方用：

附子三钱　肉桂一钱　干姜一钱　白术五钱　人参一两

水煎服，急救之。

此乃真中寒邪，肾火避出躯壳之外，而阴邪之气，直犯心宫，心君不守，肝气无依，乃发战发噤，手足现青色。然则用桂、附、干姜逐其寒邪足矣，何用参、术？即用，何至多加？盖元阳飞越，只一线之气未绝，纯用桂、附、干姜一派辛辣之药，邪虽外逐，而正气垂绝，若不多加参、术，何以反正气于若存若亡之际哉？

假热证

方用：

黄连三钱　当归三钱　白芍三钱　半夏三钱　茯苓三钱　柴胡二钱　栀子二钱　枳壳一钱　菖蒲三分

水煎服。

此方妙在用黄连入心宫，佐以栀子，直刀直入，无邪不散；柴胡、白芍，又塞敌运粮之道。半夏、枳壳，斩杀党余，中原既定，四隅不战而归。然火势居中，非用之得法，则贼势弥张，依然复入，又加菖蒲之辛热，乘热饮之，则热喜热，不致相反而更相济也。

假寒证

方用：

肉桂一钱　附子一钱　人参三钱　白术五钱　猪胆汁半个　苦菜汁十三匙

水三杯，煎一杯，冷服。

将药并器放冷水中，激凉入胆、菜汁调匀，一气服之。方中全是热药，倘服不如式，必然虚火上冲，将药呕出，必热药凉服，已足顺其性，况下行又有二汁之苦，以骗其假道之防也哉。

真热假寒

此症身外冰冷，身内火炽，发寒发热，战栗不已，乃真热反现假寒之象以欺人也。法当用三黄汤加石膏、生姜，乘热饮之，再用井水以扑其心，至二三十次，内热自止，外之战栗亦若失矣。后用元参、麦冬、白芍各二两煎汤，任其恣饮，后不再甚也。

真寒假热

此症下部冰冷，上部大热，渴欲饮水，下喉即吐，乃真寒反现假热之形以欺人也。法当用八味汤，大剂探冷与服，再令人以手擦其足心，如火之热，不热不已，以大热为度。用吴萸一两，附子一钱，麝香三分，以少许白面入之，打糊作膏，贴足心，少顷必睡，醒来下部热，而上之火息矣。

上热下寒

此症上焦火盛，吐痰如涌泉，面赤喉痛，上身不欲盖衣，而下身冰冷，此上假热而下真寒也。方用：

附子一个　熟地半斛　山萸四两　麦冬一两　茯苓三两　五味子一两　丹皮三两　泽泻三两　肉桂一两

水十碗，煎三碗，探冷与服，二渣再用水三碗，煎一碗，一气服之，立刻安静，此上病下治之法也。

循衣撮空

此症非大实则大虚，当审其因，察其脉，参其症而黑白分矣。实而便秘者，大承气汤，虚而便滑者，独参汤，厥逆者加附子。

阴虚双蛾

方用：

附子一钱

盐水炒，每用一片含口中，后以六味地黄汤，大剂饮之。

外治法：引火下行，用附子一个为末，醋调，贴涌泉穴。或吴萸一两，白面五钱，水调，贴涌泉穴。急针刺少商穴，则咽喉有一线之路矣。

结胸

此伤寒之变症也，伤寒邪火正炽，不可急与饮食，饮食而成此者。方用：

瓜蒌捶碎，一个　甘草一钱

水煎服，勿迟。

瓜蒌乃结胸之圣药，常人服之，必至心如遗落，病人服之，不畏其虚乎？不知结胸之症，是食在胸中，非大黄、枳壳、槟榔、厚朴所能祛逐，必得瓜蒌，始得推荡开脾，少加甘草以和之，不至十分猛烈也。

扶正散邪汤

人参一钱　白术三钱　茯苓三钱　柴胡三钱　半夏一钱　甘草一钱

水煎服。

此方专治正气虚而邪气入之者，如头痛发热，右寸脉大于左寸口者，急以此方投之，无不痊愈。

火证门

泻火汤总方

栀子三钱　白芍五钱　丹皮三钱　元参二钱　甘草一钱

水煎服。

心火加黄连一钱，胃火加生石膏三钱，肾火加黄柏、知母各一钱，肺火加黄芩一钱，大肠火加地榆一钱，小肠火加天冬、麦冬各一钱，膀胱火加泽泻三钱。治火何独治肝经？盖肝属木，最易生火，肝火散，则诸经之火俱散。但散火必须用下泄之药，而使火之有出路也，则得矣。

火证

真火症，初起必大渴引饮，身有斑点，或身热如焚，或发狂乱语。方用：

石膏三钱　知母三钱　元参一两　甘草三钱　升麻三钱　麦冬一两　半夏三钱　竹叶一百片

水煎服，一剂少止，三剂愈。

火越

此乃胃火与肝火共腾而外越，不为丹毒，即为痧疹，非他火也。方用：

元参一两　干葛三两　升麻三钱　青蒿三钱　黄芪三钱

水煎服。

此方妙在用青蒿，肝胃之火俱平，又佐以群药重剂，而火安有不灭者乎。治小儿亦效。

燥证

此症初起，喉干口渴，干燥不吐痰，干咳嗽不已，面色日红，不畏风吹者是也。方用：

麦冬五钱　元参五钱　桔梗三钱　甘草一钱　陈皮三分　百部
八分　花粉一钱

水煎服。

治火丹神方

丝瓜子一两　柴胡一钱　元参一两　升麻一钱　当归五钱

水煎服。小儿服之，亦效。

消食病

此火盛之症，大渴引饮，呼水自救，朝食即饥，或夜食不
止。方用：

元参一两　麦冬五钱　生地三钱　竹叶三十片　菊花二钱　白芥
子二钱　丹皮二钱　陈皮五分

水煎服。

痿证

不能起床，已成废人者，此乃火盛内炽，肾水熬干。治法
宜降胃火而补肾水。方用降补汤：

熟地一两　元参一两　甘菊花五钱　麦冬一两　生地五钱　车
前子二钱　人参三钱　沙参五钱　地骨皮五钱

水煎服。

痿证

人有两足无力，不能起立，而口又健饭，少饥即头面皆热，咳嗽不已，此亦痿证。方用起痿至神汤：

熟地—两　元参—两　山药—两　菊花—两　当归五钱　白芍五钱　人参五钱　神曲二钱　白芥子三钱

水煎服，三十剂而愈。

郁结门

开郁

如人头痛身热，伤风咳嗽，或心不爽，而郁气蕴于中怀，或气不舒，而怒气留于胁下，断不可用补药。方用：

当归三钱　白芍五钱　柴胡—钱　半夏二钱　枳壳—钱　甘草—钱　白术二钱　丹皮—钱　薄荷—钱

水煎服。

头痛加川芎一钱；目痛加蒺藜一钱、菊花一钱；鼻塞加苏叶一钱；喉痛加桔梗二钱；肩背痛加枳壳、羌活；两手痛，加姜黄或桂枝一钱；腹痛不可按者，加大黄二钱；按之而不痛者，加肉桂一钱，余不必加。

关格

怒气伤肝，而肝气冲于胃口之间，肾气不得上行，肺气不得下行，而成此症，以开郁为主。方用：

荆芥一钱　柴胡一钱　川郁金一钱　茯苓一钱　苏子一钱　白芥子一钱　白芍三钱　甘草五分　花粉一钱

水煎服。

又方用：阴阳水各一碗，加盐一撮，打百余下，起泡，饮之即吐而愈。凡上焦有疾，欲吐而不能吐者，饮之立吐。

虚劳门

痨症虚损辨

二症外相似而治法不同。虚损者，阴阳两虚也；劳症者，阴虚阳亢也。故虚损可用温补，若劳症则忌温补，而用清补也。两症辨法不必凭脉，但看人着复衣，此着单衣者为劳症；人着单衣，此着复衣者为虚损。劳症骨蒸而热，虚损荣卫虚而热也。

内伤发热

方用：

当归一钱　白芍二钱　柴胡一钱　陈皮一钱　栀子一钱　花粉二钱　甘草一钱

水煎服。

凡肝木郁者，此方一剂即快。人病发热，有内伤外感，必先散其邪气，邪退而后补正，则正不为邪所伤也。但外感内伤，不可用一方也。

未成痨而将成痨

方用：

熟地一两　地骨皮五钱　人参五钱　麦冬五钱　白芥子三钱
白术一钱　山药三钱　五味子三分

水煎服。

凡人右寸脉大于左寸脉，即内伤之症，不论左右关尺脉何
如，以此方投之，效验。

阳虚下陷

凡人饥饱劳役，内伤正气，以致气乃下行，脾胃不能克化，
饮食不能运动，往往变成痨瘵。盖疑饮食不进，为脾胃之病，
肉黍之积，轻则砂仁、枳壳、山楂、麦芽之品，重则芒硝、大
黄、牵牛、巴豆之类，纷然杂进，必致膨闷而渐成痨矣。若先
以升提之药治之，何至于成痨。方用：

人参一钱　柴胡一钱　陈皮一钱　甘草一钱　黄芪三钱　白术
三钱　升麻三分

水煎服。

阴虚下陷

凡人阴虚脾泄，岁久不止，或食而不化，或化而溏泄。
方用：

熟地一两　山药五钱　山萸五钱　茯苓三钱　白术五钱　肉桂

一钱　升麻三分　五味子一钱　车前子一钱

水煎晚服。

此方纯是补阴之药，且有升麻以提阴中之气，又有温燥之品以暖命门而健脾土，何至溏泄哉。

阴虚火动夜热昼寒

此肾水虚兼感寒，或肾水亏竭，夜热昼寒。若认作阳证治之，则口渴而热益炽，必致消尽阴水，吐痰如絮，咳嗽不已，声哑声嘶，变成劳瘵。法当峻补其阴，则阴水足而火焰消，骨髓清泰矣。方用：

熟地一两　山萸五钱　五味子三钱　麦冬三钱　元参一两　地骨皮五钱　沙参三钱　芡实五钱　白芥子三钱　桑叶十四片

水煎服。

此方治阴虚火动者神效。

阴寒无火

方用：

肉桂一钱　附子三钱　熟地一两　白术三钱　人参三钱　柴胡一钱

水煎服。

二方治阴之中，即有以治阳；治阳之中，即藏于补阴。

过劳

凡人过劳，脉必浮大不伦，若不安闲作息，必有吐血之症，法当滋补。方用：

　　熟地五两　　山萸四两　　当归半斛　　黄芪五两　　白芍五两　　人参三两　　白术五两　　茯苓三两　　砂仁五钱　　陈皮五钱　　神曲一两　　五味子三两　　麦冬三两

　　蜜丸，早晚滚水送下五钱。

日重夜轻

　　病重于日间，而发寒发热较夜尤重，此症必须从天未明而先截之。方用：

　　人参一钱　　黄芪五钱　　当归三钱　　白术五钱　　枳壳一钱　　青皮一钱　　陈皮一钱　　柴胡三钱　　半夏一钱　　甘草一钱　　干姜五分

　　水煎服。

　　又方：

　　熟地一两　　人参一钱　　白术五钱　　陈皮一钱　　甘草一钱　　柴胡二钱　　白芥子一钱

　　水煎服。

夜重日轻

　　病重于夜间，而发寒发热，或寒少热多，或热少寒多，一到天明，便觉清爽，一到黄昏，即觉沉重，此阴气虚甚也。方用：

　　熟地一两　　山萸四钱　　当归三钱　　白芍三钱　　柴胡三钱　　陈皮一钱　　生何首乌三钱　　鳖甲五钱　　白芥子三钱　　麦冬三钱　　五味子一钱

　　水煎服。

　　此方妙在用鳖甲，乃至阴之物，逢阴则入，遇阳则转；生何首乌直入阴经，亦攻邪气；白芥子去痰，又不耗真阴之气，有不奏功者乎？必须将黄昏时服，则阴气固而邪气不敢入矣。

阴邪兼阳邪

此症亦发于夜间，亦发寒发热，无异纯阴邪气之症，但少少烦躁耳，不若阴证之常静也。法当于补阴之中，少加阳药一二味，使阳长阴消，自奏功如响矣。方用：

熟地一两　山萸四钱　鳖甲五钱　当归三钱　人参二钱　白术三钱　茯苓五钱　柴胡二钱　白芥子三钱　陈皮一钱　麦冬三钱　五味子三钱　生何首乌三钱

水煎服。

气血两虚

饮食不进，形容枯槁，补其气，血益燥，补其血，气益馁，助胃气而盗汗难止，补血脉而胸膈阻滞。法当气血同治。方用：

人参一钱　白术一钱　川芎一钱　当归二钱　熟地三钱　麦冬五钱　白芍三钱　茯苓二钱　甘草八分　神曲五分　陈皮五分　谷芽一钱

水煎服。

此治气血两补，与八珍汤同功，而胜于八珍汤者，妙在补中有调和之法耳。

气虚胃虚

人有病久而气虚者，必身体羸弱，饮食不进，或大便溏泄，小便艰涩。方用：

人参一两　白术五钱　茯苓三钱　甘草一钱　陈皮一钱　泽泻一钱　车前子一钱

水煎服。

此方用人参为君者，开其胃气。盖胃为肾之关，关门不开，则上之饮食不能进，下之糟粕不能化，必用人参以养胃土，茯苓、车前以分消水气。如服此不效，兼服八味丸，最能实大肠而利膀胱也。

气虚饮食不消

饮食入胃，必须气充足，始能消化而生津液，今饮食不消，气虚也。方用：

人参二钱　黄芪三钱　白术三钱　茯苓三钱　神曲五分　甘草三钱　麦芽五分　山楂三个　陈皮五分

水煎服。

伤面食，加莱菔子；有痰，加半夏、白芥子各一钱；咳嗽，加苏子一钱，桔梗二钱；伤风，加柴胡二钱；夜卧不安，加炒枣仁二钱；胸中微痛，加枳壳五分。方内纯是开胃之品，又恐饮食难消，后加消导之品，则饮食化而津液生矣。

血虚面色黄瘦

出汗盗汗，夜卧常醒，不能润色以养筋是也。血虚自当补血，舍四物汤又何求耶？今不用四物汤，用：

熟地一两　麦冬三钱　桑叶十片　枸杞三钱　当归五钱　茜草一钱

水煎服。

此方妙在用桑叶，以补阴而生血，又妙在加茜草，则血得活而益生，况又济之归、地、麦冬大剂，以共生乎。

肺脾双亏

咳嗽不已，吐泻不已，此肺脾受伤也。人以咳嗽宜治肺，吐泻宜治脾，殊不知咳嗽由于脾气之衰，斡旋之令不行，则上为咳嗽矣，吐泻由于肺气之弱，清肃之令不行，始上吐而下泻矣。方用：

人参钱半　麦冬二钱　茯苓二钱　柴胡五分　神曲五分　薏仁五分　车前子一钱　甘草一钱

水煎服。

此治脾治肺之药，合而用之，咳嗽吐泻之病各愈，所谓一方而两用之也。

肝肾两虚

肾水亏不能滋肝，则肝木抑郁而不舒，必有两胁饱闷之症。肝木不能生肾中之火，则肾水日寒，必有腰背难于俯仰之症，此症必须肝肾同补。方用：

熟地一两　山萸五钱　当归五钱　白芍五钱　柴胡二钱　肉桂一钱

水煎服。

熟地、山萸，补肾之药；归、芍、柴、桂，补肝之品。既云平补，似乎用药不宜有重轻，今补肝之药多于补肾者何？盖肾为肝之母，肝又为命门之母，岂有木旺而不生命门之火者哉。

心肾不交

肾，水脏也。心，火脏也。是心肾二经，仇敌矣，似不可牵连而合治之也。不知心肾相克而实相须，肾无心之火则水寒，心无肾之水则火炽，心必得肾水以滋润，肾必得心火以温暖。如人惊惕不安，梦遗精泄，皆心肾不交之故。人以惊惕为心之病，我以为肾之病。人以梦泄为肾之病，我以为心之病。非颠倒也，实有至理焉。细心思之，自然明白。方用：

熟地五两　山萸三两　山药三钱　人参三两　白术五两　芡实五钱　茯神三两　菖蒲一两　枣仁炒，三两　远志一两　五味子一两麦冬三两　柏子仁三两

蜜丸，每早晚温水送下五钱。

此方之妙，治肾之药，少于治心之味，盖心君宁静，肾气自安，何至心动？此治肾正所以治心，治心即所以治肾也，所谓心肾相依。

精滑梦遗

此症人以为肾虚也，不独肾病也，心病也，宜心肾兼治。方用：

熟地半斛　山药一两　山萸四两　人参三两　白术四两　茯苓三两麦冬三两　肉桂一两　鹿茸一两　砂仁五钱　枣仁炒，一两　远志一两杜仲一两　白芍三两　附子一钱　柏子仁一两　破故纸一两　紫河车一付　巴戟三两　五味子一两　肉苁蓉三两

蜜丸，早晚白水送下五钱。

此方用熟地、山药、山萸之类补肾也，巴戟、肉苁蓉、附子、鹿茸补肾中之火也，可以已矣，而又必加人参、茯苓、柏子仁、麦冬、远志、枣仁者何也？盖肾火虚，由于心火虚也，使补肾火不补心火，则反增上焦枯渴，故欲补肾火，必须补心火，则水火相济也。

夜梦遗精

此症由于肾水耗竭，上不能通于心，中不能润于肝，下不生于脾，以致玉关不闭，无梦且遗。法当补肾，而少佐以益心、肝、脾之品。方用：

熟地一两　山萸四钱　茯苓三钱　白术五钱　白芍三钱　生枣仁三钱　茯神二钱　五味子一钱　当归三钱　白芥子一钱　薏仁三钱　肉桂五分　黄连五分

水煎服，一剂止，十剂不犯。

遗精健忘

遗精，下病也；健忘，上病也。何以合治之而咸当乎？盖遗精虽是肾水之虚，而实本于君火之弱，今补其心君，则玉关不必闭而自闭矣，所谓一举而两得也。方用：

人参三两　莲须二两　芡实三两　熟地五两　山药四两　五味子一两　麦冬三两　生枣仁三两　远志一两　柏子仁去油，一两　菖蒲一两　当归三两　山萸三两

蜜丸，每日服五钱，白水下。

倒饱中满

气虚不能食，食则倒满。方用：

人参一钱　白术二钱　茯苓三钱　陈皮三分　甘草一钱　山药三钱　芡实五钱　薏仁五钱　莱菔子一钱

水煎服。下喉虽则微胀，入腹渐觉爽快。

久虚缓补

久虚之人，气息奄奄，无不曰宜急活矣，不知气血大虚，骤加大补之剂，力量难任，必致胃口转膨胀，不如缓缓清补之也。方用：

当归一钱　白芍二钱　茯苓一钱　白术五分　人参三分　山药一钱　陈皮三分　麦芽三分　炮姜三分　枣仁五分　甘草三分

水煎服。

此方妙在以白芍为君，引参、苓入肝为佐，小小使令，徐徐奏功，使脾气渐实，胃口渐开，然后再用纯补之剂，先宜缓补之也。

补气

右手脉大，气分之劳也。方用补气丸：

人参三两　黄芪三两　茯苓四两　白术半斛　白芍三两　陈皮一两　炙草八钱　五味子一两　麦冬二两　远志一两　白芥子一两

蜜丸，早服五钱，白水下。

补血

左手脉大，血分之劳也。方用补血丸：

熟地半斛　山萸四两　当归四两　白芍半斛　麦冬一两　砂仁
五钱　枣仁一两　白芥子一两　五味子一两　肉桂五钱

蜜丸，晚服一两，白水下。

如身热，去肉桂，加地骨皮五钱。

出汗

人有病不宜汗多，若过出汗，恐其亡阳，不可不用药以敛
之。方用：

人参一两　黄芪一两　当归一两　桑叶五片　麦冬三钱　炒枣
仁一钱

水煎服。

痨证

痨证既成，最难治者，必有虫生之，以食人之气血也。若
徒补其气血，而不入杀虫之药，则饮食入胃，只荫虫而不生气
血。若但杀虫而不补气血，则五脏俱受伤，又何有生理哉？惟
于大补之中，加杀虫之药，则元气既全，真阳未散，虫死而身
安矣。方用：

人参三两　熟地半斛　地栗粉半斛　鳖甲一斛　神曲五两　何
首乌半斛　麦冬五两　桑叶半斛　山药一斛　白薇三两

熟地为丸，每日白水送下五钱，半年虫从大便出矣。

痰嗽门

古人所立治痰之法，皆是治痰之标，而不能治其本也。如二陈汤，上、中、下、久、暂之痰皆治之，而其实无实效也。今立三方，痰病总不出其范围也。

初病之痰

伤风咳嗽吐痰是也。方用：

陈皮一钱　半夏一钱　花粉一钱　茯苓一钱　苏子一钱　甘草一钱

水煎服。

二剂而痰可消矣，此去上焦之痰。上焦之痰，原在胃中而不在肺，去其胃中之痰，而肺金自然清肃，又何至火之上升哉？

已病之痰

必观其色之白与黄而辨之，黄者火已退也，白者火正炽也。正炽者，用寒凉之品；将退者，用祛逐之味，今一方而俱治之。方用：

白术三钱　茯苓五钱　白芥子三钱　陈皮一钱　甘草一钱　枳壳五分

水煎服。

有火加栀子，无火不必加。此方健脾去湿，治痰之在中焦者也。

又方：

白术五钱　茯苓五钱　人参五分　益智仁三分　薏仁五钱　陈皮一钱　天花粉二钱

水煎服。

有火加黄芩一钱，无火加干姜一钱、甘草二分。此方健脾去湿而不耗气，二剂而痰自消也。

久病之痰

久病痰多，切不可作脾湿生痰论之，盖久病不愈，未有不因肾水亏损者也。非肾水泛上为痰，即肾火沸腾为痰，当补肾以祛逐之。方用：

熟地一两　山药五钱　山萸五钱　麦冬五钱　五味子三钱　茯苓三钱　益智仁二钱　薏仁一两　芡实五钱　车前子一钱

水煎服。

此治水泛为痰之圣药也，若火沸腾为痰，加肉桂一钱，补肾去湿而化痰。水入肾宫，自变为真精而不化痰矣，此治下焦之痰也。

又方：

六味地黄汤加麦冬、五味子，实有奇功，无火加桂、附。

滞痰

夫痰之滞，乃气之滞也，苟不补气，而惟去其痰，未见痰去而病消也。方用：

　　人参一钱　白术二钱　茯苓三钱　陈皮一钱　花粉一钱　苏子
八分　白蔻仁二粒　白芥子一钱

　　水煎服。

湿痰

　　治痰之法，不可徒去其湿，必以补气为先，而佐以化痰之品，乃克有效。方用：

　　人参一两　茯苓三钱　薏仁五钱　半夏三钱　陈皮一钱　神曲三钱　甘草一钱

　　水煎服。

　　此方之中用神曲，人多不识，谓神曲乃消食之味，非化痰之品。不知痰之积聚稠粘，甚不易化，惟用神曲以发之，则积聚稠粘开矣。继之以半夏、陈皮，可以奏功。然虽有陈、半消痰，使不多用人参，则痰难消，今有人参以助气，又有薏仁、茯苓，健脾去湿，而痰焉有不消者乎？

寒痰

　　人有气虚而痰寒者，即用前方加肉桂三钱、干姜五分足之矣。

热痰

　　人有气虚而痰热者。方用：

当归三钱　白芍二钱　麦冬二钱　陈皮一钱　神曲三分　甘草一钱　茯苓二钱　花粉一钱　白芥子一钱

水煎服。

老痰

凡痰在胸膈而不化者，谓之老痰。方用：

柴胡一钱　白芍三钱　茯苓一钱　甘草一钱　陈皮一钱　丹皮一钱　薏仁三钱　花粉一钱　白芥子五钱

水煎服。

此方妙在白芥子为君，薏仁、白芍为臣，柴胡、花粉为佐，使老痰无处可藏，十剂而老痰可化矣。

顽痰

痰成而塞咽喉者，谓之顽痰。方用：

贝母三钱　半夏三钱　茯苓三钱　白术五钱　神曲二钱　甘草一钱　桔梗一钱　白矾一钱　炙紫菀一钱

水煎服。

此方妙在贝母、半夏同用，一燥一湿，使痰无处逃避。又有白矾消块，梗、菀去邪，甘草调中，有不奏功者乎？

水泛为痰

肾中之水，有火则安，无火则泛。倘人过于入房，则水去而火亦去，久之则水虚而火亦虚，水无可藏之地，必泛上为痰矣。治之法，欲抑水之下降，必先使火之下温，当于补肾之中，加大热之药，使水足以制火，火足以暖水，则水火有既济之道，自不上泛为痰矣。方用：

熟地一两　山萸五钱　肉桂二钱　牛膝三钱　五味子一钱
水煎服，一剂而痰下行矣，二剂而痰自消矣。

中气又中痰

中气中痰，虽若中之异，而实中于气之虚也，气虚自然多痰，痰多必然耗气，虽分而实合也。方用：

人参一两　半夏三钱　南星三钱　茯苓三钱　附子一钱　甘草一两
水煎服。

人参原是气分之神剂，而亦消痰之妙药；半夏、南星，虽逐痰之神品，而亦扶气之正药；附子、甘草，一仁一勇，相济而成。

湿嗽

秋伤于湿，若用乌梅、粟壳等味，断乎不效。方用：
陈皮一钱　当归一钱　甘草一钱　白术二钱　枳壳一钱　桔梗一钱
水煎服。
三剂帖然矣。冬嗽皆秋伤于湿也，岂可拘于受寒乎？

久嗽

方用：

人参五钱　白芍三钱　枣仁三钱　五味子一钱　益智仁五分
白芥子一钱

水煎服。

二剂后，服六味地黄丸。

久嗽

方用：

乌梅五钱　薄荷五分　杏仁一钱　硼砂一钱　人参童便浸，一钱
五味子酒蒸，一钱　寒水石火煅，一钱　贝母三两　甘草五分　瓜蒌
仁去油，五钱　胡桃仁去油，一钱

蜜丸，樱桃大，净绵包之，口中噙化。虚劳未曾失血，脉
未数者，皆用之。无论老少神效，十粒见功，二十粒愈。

又方用：

人参、当归、细茶各一钱，水煎，连渣嚼尽，一二剂
即愈。

肺嗽兼补肾

肺嗽之症，本是肺虚，其补肺也明矣，奈何兼补肾乎？盖
肺经之气，夜必归于肾，若肺金为心火所伤，必求救于其子，
子若力量不足，将何以救其母哉。方用：

熟地一两　山萸四钱　麦冬一两　元参五钱　苏子一钱　牛膝
一钱　沙参二钱　天冬二钱　紫菀五分

水煎服。

喘证门

气治法

气虚气实，不可不平之也。气实者，非气实，乃正气虚而邪气实也。法当用补正之药，而加祛逐之品，则正气足而邪气消矣。方用：

人参一钱　白术一钱　柴胡二钱　白芍三钱　麻黄一钱　半夏一钱　甘草一钱

水煎服。

推而广之，治气非一条也。气陷，补中益气汤可用；气衰，六君子汤可采；气寒，人参白术附子汤可施；气虚，则用四君子汤；气郁，则用归脾汤；气热，用生脉散；气喘，用独参汤；气动，用二陈汤加人参；气壅塞，用射干汤；气逆，用逍遥散。气虚则羸弱，气实则壮盛。气虚用前方，实者另一方：

白术一钱　茯苓三钱　柴胡一钱　白芍二钱　陈皮五分　甘草一钱　山楂十个　枳壳五分　栀子一钱

水煎服。

气喘

凡人气喘而上者，人以为气有余也，殊不知气盛当作气虚看，有余当作不足看。若认作肺气之盛，而用苏叶、桔梗、百部、豆根之类，去生远矣。方用：

人参三两　牛膝三钱　熟地五钱　山萸四钱　枸杞一钱　五味

子一钱　麦冬五钱　　胡桃三个

生姜五片，水煎服。

此方不治肺，而正所以治肺也。或疑人参，乃健脾之药，既宜补肾，不宜多用人参。不知肾水大虚，一时不能遽生，非急补其气，则元阳一线必且断绝。况人参少用则泛上，多用即下行，妙在用人参三两，使下达病原，补气以生肾水。方中熟地、山萸之类，同气相求，直入命门，又何患其多哉？若病重之人，尤宜多加。但喘有初起之喘，有久病之喘，初起之喘多实邪，久病之喘多气虚。实邪喘者必抬肩，气虚喘者微微气息耳。此方治久病之喘，若初起之喘，四磨、四七汤，一剂即止。喘不独肺气虚，而肾水竭也。

实喘

方用：

黄芩二钱　柴胡五分　　麦冬三钱　　苏叶一钱　　甘草五分　　乌药一钱　半夏一钱　　山豆根一钱

水煎服。

一剂喘定，不定再剂也。凡实喘症，气大急，喉中必作声，肩必抬，似重而实轻也。

虚喘

大抵此等症，气少息，喉无声，肩不抬也。乃肾气大虚，脾气又复将绝，故奔冲而上，欲绝未绝也。方用救绝汤：

人参一两　熟地一两　　山萸三钱　　牛膝一钱　　麦冬五钱　　五味

子一钱　白芥子一钱

水煎服。

气短似喘

此症似喘而实非喘也，若作实喘治之，立死。盖气短，乃肾气虚耗，气冲上焦，壅塞于肺经，不足之症也。方用：

人参二两　熟地一两　山萸三钱　牛膝三钱　麦冬五钱　补骨脂三钱　枸杞三钱　胡桃去皮，三个　五味子二钱

水煎服。

三剂气平喘定。此方妙在用人参之多，能下达气原，挽回于无何有之乡。又纯是补肺补肾之品，子母相生，水气自旺，则火气自安于故宅，不上冲于喉门矣。

抬肩大喘

人忽感风邪，寒入于肺，以致喘息、肩抬、气逆、痰吐不出，身不能卧。方用：

柴胡二钱　茯苓二钱　黄芩一钱　当归二钱　麦冬二钱　甘草一钱　桔梗二钱　半夏一钱　射干一钱

水煎服。

此方妙在用柴胡、射干、桔梗以发舒肺金之气。半夏以去痰，黄芩以去火。盖感寒邪，内必变为热证，故用黄芩以清解之，然徒用黄芩，虽曰清火，转足以遏抑其火，而火未必伏也，有射干、桔梗、柴胡一派辛散之品，则足以消火减邪矣。

肾寒气喘

人有气喘不能卧，吐痰如涌泉者，舌不燥而喘不止，一卧即喘，此非外感之寒邪，乃肾中之寒气也。盖肾中无火，则水无所养，乃泛上而为痰。方用六味地黄汤加桂、附，大剂饮之。盖人之卧，必肾气与肺气相安，而后河车之路平安而无奔越也。

肾火扶肝上冲

凡人肾火逆，扶肝气而上冲，以致作喘，甚有吐红粉痰者，此又肾火炎上，以烧肺金，肺热不能克肝，而龙雷之火升腾矣。方用：

沙参一两　麦冬五钱　地骨皮一两　丹皮三钱　甘草三分　桔梗五分　白芍五钱　白芥子二钱

水煎服。

此方妙在地骨皮清骨中之火，沙参、丹皮以养阴，白芍平肝，麦冬清肺，甘草、桔梗引入肺经，则痰消而喘定矣。

假热气喘吐痰

人有假热气喘吐痰者，人以为热而非热也，乃下元寒极，逼其火而上喘也，此最危急之症。苟不急补其肾水与命门之火，则一线之微，必然断绝。方用：

熟地四两　山药三两　五味子一两　麦冬三两　牛膝一两　肉

桂一钱　附子一钱

水煎冷服，一剂而愈。

喘嗽

人有喘而且嗽者，人以为气虚而有风痰也，谁知是气虚不能归源于肾，而肝木挟之作祟乎！法当峻补其肾，少助以引火之品，则气自归源于肾，而喘嗽俱止矣。方用：

人参一两　熟地二两　麦冬五钱　牛膝一钱　枸杞一钱　茯苓三钱　白术一钱　五味子一钱　菟丝子一钱

水煎服，连服几剂，必有大功。倘以四磨、四七汤治之，则不效矣。

贞元饮

此方专治喘而脉微涩者。

熟地三两　当归七钱　甘草一钱

水煎服。妇人多此症。

吐血门

阳证吐血

人有感暑伤气，忽然吐血盈盆，人以为阴虚也，不知阴虚吐血与阳虚不同。阴虚吐血，人安静无躁动；阳虚必大热作渴，欲饮冷水，舌必有刺，阴虚口不渴而舌苔滑也。法当清胃火，不必止血也。方用：

人参三钱　当归三钱　荆芥一钱　青蒿五钱　香薷三钱　石膏三钱

水煎服。

此方乃阳证吐血之神剂也。方中虽有解暑之味，然补正多于解暑，去香薷一味，实可同治。但此方只可用一二剂，即改六味地黄汤。

大怒吐血

其吐也，或倾盆而出，或冲口而来，一时昏晕，死在顷刻。以止血治之，则气闷不安；以补血治之，则胸满不受，有变证蜂起而死者，不可不治之得法也。方用解血平气汤：

白芍二两　当归二两　荆芥炒，三钱　黑栀三钱　红花二钱　柴胡八分　甘草一钱

水煎服。

一剂而气平舒，二剂而血止息，三剂而症大愈。此症盖怒伤肝，不能平其气，以致吐血。若不先舒其气，而遽止血，则愈激动肝火之气，必气愈旺而血愈吐矣。方中用白芍平肝又舒气，荆芥、柴胡引血归经，当归、红花生新去旧，安有不愈者哉？

吐血

此症人非以为火盛，即以为阴亏。用凉药以泻火，乃火愈退而血愈多；用滋阴之味，止血之品，仍不效，谁知是血不归经乎！治法当用补气之药，而佐以引血归经之味，不止血而血

自止矣。方用：

人参五钱　当归一两　丹皮炒，三钱　黑芥穗三钱

水煎服，一剂而止。此方妙在不专补血，而反去补气以补血，尤妙在不去止血，而去行血以止血。盖血逢寒则凝，逢散则归经，救死于呼吸之际，大有神功。

吐白血

血未有不红者，何以名白血？不知久病之人，吐痰皆白沫，乃白血也。白沫何以名白血？以其状似蟹涎，无败痰存其中，实血而非痰也。若将所吐白沫，露于星光之下，一夜必变红矣。此沫出于肾，而肾火沸腾于咽喉，不得不吐者也。虽是白沫，而实肾中之精，岂特血而已哉？苟不速治，则白沫变为绿痰，无可如何矣。方用：

熟地一两　山药五钱　山萸五钱　丹皮二钱　泽泻二钱　茯苓五钱　麦冬一两　五味子一钱

水煎，日日服之。

血不归经

凡人血不归经，或上或下，或四肢毛窍，各处出血，循行经络，外行于皮毛，中行于脏腑，内行于筋骨，上行于头目两手，下行于二便，一脐周身无非血路。一不归经，斯各处妄行，有孔则钻，有洞则泄，甚则呕吐。或见于皮毛，或出于齿缝，或渗于脐腹，或露于二便，皆宜顺其性以引之归经。方用：

熟地五钱　生地五钱　当归三钱　白芍三钱　麦冬三钱　茜草

根—钱　荆芥—钱　川芎—钱　甘草—钱

水煎服。

此方即四物汤加减，妙在用茜草引血归经。

三黑神奇饮

丹皮炒黑，七分　黑栀五分　真蒲黄炒黑，一钱二分　贝母—钱
川芎酒洗，一钱　生地酒洗，一钱

水二樽，童便、藕汁各半樽，煎服。此方治吐血神效无比，二剂止。

六味地黄汤加麦冬、五味子，最能补肾滋肝。木得其养，则血有可藏之经，而不外泄，血症最宜服之。

呕吐门

脾胃症辨

人有能食而不能化者，乃胃不病而脾病也，当补脾。而补脾尤宜补肾中之火，盖肾火能生脾土也。不能食，食之而安然者，乃脾不病而胃病也，不可补肾中之火，当补心火，盖心火能生胃土也。世人一见不饮食，动曰脾胃虚也，殊不知胃之虚寒责之心，脾之虚寒责之肾也，不可不辨也！

反胃大吐

大吐之症，舌有芒刺，双目红肿，人以为热也，谁知是肾

水之亏乎！盖脾胃必借肾水而滋润，肾水一亏，则脾胃之火，沸腾而上，以致目红肿而舌芒刺也。但此症时躁时静，时欲饮水，及水到又不欲饮，即强之饮亦不甚快。此乃上假热而下真寒也，宜六味地黄汤加桂、附，水煎服。

外治法：先以手擦其足心，使之极热，然后用附子一个煎汤，用鹅翎扫之，随干随扫，少顷即不吐矣。后以六味地黄汤，大剂饮之，即安然也。或逍遥散加黄连，亦立止也。无如世医以杂药投之，而成噎膈矣。方用：

熟地二两　山萸一两　当归五钱　元参一两　牛膝三钱　五味子二钱　白芥子三钱

水煎服。

盖肾水不足，则大肠必干而细，饮食入胃，难于下行，故反而上吐矣。

寒邪犯肾大吐

寒入肾宫，将脾胃之水挟之尽出，手足厥逆，小腹痛不可忍，以热物熨之少快，否则寒冷难支，人多以为胃病，其实肾病也。方用：

附子一个　白术四两　肉桂一钱　干姜三钱　人参三两
水煎服。

此药下喉，便觉吐定，煎渣再服，安然如故。

呕吐

世人皆以呕吐为胃虚，谁知由于肾虚乎！故治吐不效，未窥见病之根也。方用：

　　人参三钱　　白术五钱　　薏仁五钱　　芡实三钱　　砂仁五粒　　吴萸
五分

　　水煎服。

火吐

　　此症若降火，则火由脾而入于大肠，必变为便血之症，法宜清火止吐。方用：

　　茯苓一两　　人参二钱　　砂仁三粒　　黄连三钱

　　水煎服。

寒吐

　　此症若降寒，则又引入肾而流于膀胱，必变为遗尿之症，法宜散寒止吐。方用：

　　白术二两　　人参五钱　　附子一钱　　干姜一钱　　丁香五分

　　水煎服。

　　此方散寒而用补脾之品，则寒不能上越，而亦不得下行，势不能不从脐出也。

胃吐

　　此症由于脾虚，脾气不得下行，自必上反而吐，补脾则胃安。方用：

　　人参三钱　　白术五钱　　茯苓三钱　　甘草一钱　　肉桂一钱　　神曲

一钱　半夏一钱　砂仁三粒

水煎服。

此方治胃病，以补脾者何也？盖胃为脾之关，关门之沸腾，由于关中之溃乱，欲使关外之安静，必先使关中之安宁。况方中砂仁、半夏、神曲等味，全是止吐之品，有不奏功者乎？此脾胃两补之法也。

反胃

人有食入而即出者，乃肾水虚不能润喉，故喉燥而即出也。方用：

熟地二两　山萸五钱　山药一两　泽泻三钱　丹皮三钱　茯苓五钱　麦冬五钱　五味子二钱

水煎服。

反胃

此症又有食久而反出者，乃肾火虚不能温脾，故脾寒而反出也。方用：

熟地二两　山萸一两　山药六钱　茯苓三钱　泽泻二钱　丹皮三钱　附子三钱　肉桂三钱

水煎服。

胃寒

心肾兼补，治脾胃两虚者固效。若单胃之虚寒，自宜独治心之为妙。方用：

　　人参一两　　白术三两　　茯苓三两　　菖蒲五钱　　良姜五钱　　枣仁五钱
半夏三钱　　附子三钱　　山药四钱　　远志一两　　莲子三两　　白芍三两
白芥子三钱

　　蜜丸，每日白水送下五钱。

肾寒吐泻，心寒胃弱

　　此症由于心寒胃弱，呕吐不已，食久而出是也。下痢不已，五更时痛泻三五次者是也。人以为脾胃之寒，服脾胃之药而不效者何也？盖胃为肾之关，而脾为肾之海，胃气弱，不补命门之火，则心包寒甚，何以生胃土而消谷食？脾气弱，不补命门之火，则下焦虚冷，何以化饮食而生精华？故补脾胃，莫急于补肾也！方用：

　　熟地三两　　山萸二两　　茯苓三两　　人参三两　　山药四两　　附子一两　　肉桂一两　　吴萸五钱　　五味子一两

　　蜜丸，每日白水送下五钱。空心

臌证门

水臌

　　此症满身皆水，按之如泥者是。若不急治，水流四肢，不得从膀胱出，则为死症矣。方用决流汤：

　　黑丑二钱　　甘遂二钱　　肉桂三分　　车前子一两
　　水煎服。

一剂水流斗余，二剂痊愈，断勿与三剂也，与三剂反杀之矣。盖二丑、甘遂，最善利水，又加肉桂、车前子，引水以入膀胱，利水而不走气，不使牛、遂之过猛也。二剂之后，须改五苓散调理二剂，再用六君子汤补脾可也。忌食盐，犯之则不救矣。

气臌

此症气虚作肿，似水而实非水也，但按之不如泥耳。必先从脚面上肿起，后渐肿至身上，于是头面皆肿者有之，此之谓之气臌。宜于健脾行气之中加引水之品，若以治水臌治之，是速之死也。方用：

白术一两　茯苓一两　薏仁一两　甘草一分　枳壳五分　人参一钱　山药五钱　肉桂一分　神曲一钱　车前子一钱　萝卜子一钱

水煎服。

初服若觉有碍，久之自有大功，三十剂而愈矣。亦忌食盐，秋石亦忌。

虫臌

此症小腹痛，四肢浮肿而未甚，面色红而有白点，如虫食之状，是之谓虫臌。方用消虫神奇丹：

当归一两　鳖甲一两　雷丸三钱　神曲三钱　茯苓三钱　地栗粉一两　车前子五钱　白矾三钱

水煎服。

一剂下虫无数，二剂虫尽臌消，不必三剂，但病好必用六君子汤，去甘草调理。

血臌

此症或因跌闪而瘀血不散，或忧郁而结血不行，或风邪而蓄血不散，留在腹中，致成血臌。饮食入胃，不变精血，反去助邪，久则胀，胀成臌矣。倘以治水法逐之，而症非水，徒伤元气，以治气法治之，而又非气，徒增饱满。方用逐瘀汤：

水蛭此物最难死，火烧经年，入水犹生，必须炒黄为末方妥，三钱　当归二两　雷丸三钱　红花三钱　枳壳三钱　白芍三钱　牛膝三钱　桃仁四十粒

水煎服。

一剂血尽而愈，切勿与二剂，当改四物汤调理。于补血内加白术、茯苓、人参，补元气而利水，自然痊愈，不则恐成干枯之症。辨血臌惟腹胀如臌，而四肢手足并无臌意也。

水证门

水肿

此症土不能克水也。方用：

牵牛三钱　甘遂三钱

水煎服。

此症治法虽多，独此方奇妙，其次鸡屎醴亦效，鸡屎醴治血臌尤效。

呃逆

此症乃水气凌心包也，心包为水气所凌，呃逆不止，号召五脏之气，救水气之犯心也。治法当利湿分水。方用：

茯神一两　苍术三钱　白术三钱　薏仁一两　芡实五钱　法制半夏一钱　人参三钱　陈皮一钱　丁香五钱　吴萸三分

水煎服，二剂愈。

水结膀胱

此症目突口张，足肿气喘，人以为不治之症，不知膀胱与肾相为表里，膀胱之开合，肾司其权，特通其肾气而膀胱自通矣。方用通肾消水汤：

熟地一两　山萸钱半　茯神五钱　肉桂一钱　牛膝一钱　山药一两　薏仁一两　车前子三钱

水煎服。

湿证门

黄证

此症外感之湿易治，内伤之湿难疗。外感者，利水则愈。若内伤之湿，泻水则气消，发汗则精泄，必健脾行气而后可也。方用：

白术一两　茯苓一两　薏仁一两　茵陈三钱　黑栀三钱　陈皮五分

水煎服。

此方治内感之湿，不治外感之湿，若欲多服，去栀子。

痹证

此症虽因风寒湿而来，亦因元气之虚，邪始得趁虚而入，倘攻邪而不补正，则难愈矣。今于补正之中，佐以去风寒湿之品，而痹如失矣。方用：

白术五钱　人参三钱　茯苓一两　柴胡一钱　附子一钱　半夏一钱　陈皮五分

水煎服。

伤湿

此症恶湿，身重足肿，小便短赤。方用：

泽泻三钱　猪苓三钱　肉桂五分　茯苓五钱　白术五钱　柴胡一钱　半夏一钱　车前子一钱

水煎服，一剂愈。

脚气

今人以五苓散去湿，亦是正理，然不升其气，而湿未必尽去也，必须提气而水乃散也。方用：

黄芪一两　人参三钱　白术三钱　防风一钱　肉桂一钱　薏仁五钱　芡实五钱　白芍五钱　半夏二钱　柴胡一钱　陈皮五分

水煎服。

此方去湿之圣药。防风用于黄芪之中，已足提气而去湿，又助之柴胡舒气，则气自升腾，气升则水散，白术、茯苓、薏仁、芡实，俱是去湿之品，有不神效者乎？

下　卷

泄泻门

泻甚

一日五六十回，倾肠而出，完谷不化，粪门肿痛，如火之热，苟无以救之，必致立亡。方用截泻汤：

薏仁二两　白芍二两　山药一两　黄连五钱　人参三钱　车前子一两　茯苓五钱　泽泻二钱　甘草二钱　肉桂三分

水煎服。

水泻

方用：

白术一两　车前子五钱

水煎服。

此方补肾健脾，利水去湿，治泻神效。

火泻

完谷不化，饮食下喉即出，日夜数十次，甚至百次，人皆知为热也。然而热之生也，何故？生于胃中之水衰，不能制火，使胃土关门，不守于上下，所以直进而直出也。论其势之急迫，似乎宜治其标。然治其标而不能使火之骤降，必须急补肾中之水，使火有可居之地，而后不至上腾也。方用：

熟地三两　山萸一两　茯苓一两　甘草一两　白芍三两　肉桂三分　车前子一两

水煎服。

此乃补肾之药，非止泻之品，然而止泻之妙捷如桴鼓矣，世人安知此也。

水泻

此乃纯是下清水，非言下痢也，痢无止法，岂泻水亦无止法乎？故人患水泻者，急宜止遏。方用：

白术五钱　茯苓三钱　吴萸五分　车前子一钱　五味子一钱

水煎服。

泄泻吞酸

泄泻，寒也；吞酸，火也。似乎寒热殊而治法异矣，不知吞酸虽热，由于肝气之郁结；泄泻虽寒，由于肝木之克脾。苟用一方以治木郁，又一方以培脾土，土必大崩，木必大雕矣，不若一方而两治之为愈也。方用：

　　白芍五钱　柴胡一钱　茯苓三钱　陈皮五分　甘草五分　神曲
五分　车前子一钱

　　水煎服。

　　此方妙在白芍以舒肝木之郁，木郁一舒，上不克胃，下不
克脾。又有茯苓、车前，以分消水湿之气，则水尽从小便出，
而何有余水以吞酸，剩汁以泄泻哉？

痢疾门

火邪内伤辨

　　火邪之血，色必鲜红，脉必洪缓，口必渴而饮冷水，小便
必涩而赤浊。内伤之血，色不鲜而紫暗，或微红淡白，脉必细
而迟，或浮涩而空，口不渴，即渴而喜饮热汤，小便不赤不涩，
即赤而不热不浊，此诀也。

痢疾

　　此症感湿热而成，红白相见，如脓如血，至危至急者也。
苟用凉药止血，热药攻邪，俱非善治之法。方用：

　　白芍二两　当归二两　枳壳二钱　槟榔二钱　滑石三钱　广木
香一钱　莱菔子一钱　甘草一钱

　　水煎服。

　　一二剂收功。此方妙在用归、芍至二两之多，则肝血有
余，不去克脾土，自然大肠有传送之功。加之枳壳、槟榔，俱

逐秽去积之品，尤能于补中用攻。而滑石、甘草、木香，调达于迟速之间，不疾不徐，使瘀滞尽下也。其余些小痢疾，减半用之，无不奏功。此方不论红白痢疾，痛与不痛，服之皆神效。

又方：

当归一两　黄芩酒洗，七分　苍术一钱　厚朴一钱　大腹皮一钱
陈皮一钱

水二碗，煎一碗，顿服。

血痢

凡血痢腹痛者，火也。方用：

归尾一两　黄连三钱　枳壳二钱　白芍一两　木香二钱　莱菔子二钱

水煎服。

寒痢

凡痢腹不痛者，寒也。方用：

白芍三钱　当归三钱　枳壳一钱　槟榔一钱　甘草一钱　莱菔子一钱

水煎服。

前方治壮实之人，火邪挟湿者；此方治寒痢，腹不痛者。更有内伤劳倦，与中气虚寒之人，脾不摄血而成血痢者，当用理中汤加木香、肉桂；或用补中益气汤加熟地、炒干姜治之而始愈也。

经验久泻血痢小腹作痛神效方：

秋梨四两　生姜五钱　檬树根皮一两

共捣烂，夏布拧汁水。空心服之，立愈。

大小便门

大便不通

此症人以为大肠燥也，谁知是肺气燥乎！盖肺燥则清肃之气不能下行于大肠，而肾经之水仅足自顾，又何能旁流以润涧哉。方用：

熟地三两　元参三两　升麻三钱　牛乳一碗　火麻仁一钱

水二碗，煎六分，将牛乳同调服之。

一二剂必大便矣。此方不在润大肠，而在补肾大补肺。夫大肠居于下流，最难独治，必须从肾以润之，从肺以清之，启其上窍，则下窍自然流动通利矣。此下病上治之法也。

实证大便不通

方用：

大黄五钱　归尾一两　升麻五分

蜜半杯，水煎服。

此方大黄泄利，当归以润之，仍以为君。虽泄而不至十分猛烈，不致有亡阴之弊，况有升麻以提之，则泄中有留，又何必过虑哉！

虚证大便不通

人有病后大便秘者。方用：

熟地一两　元参一两　当归一两　川芎五钱　桃仁十粒　火麻仁一钱　红花三分　大黄三分

蜜半杯，水煎服。

小便不通

膀胱之气化不行，即小便不通，似宜治膀胱也，然而治法全不在膀胱。方用：

人参三钱　茯苓三钱　莲子三钱　白果二钱　甘草一钱　肉桂一钱　车前子一钱　王不留一钱

水煎服。

此方妙在用人参、肉桂，盖膀胱必得气化而出。气化者何？心包络之气也。既用参、桂而气化行矣。尤妙在用白果，人多不识此意，白果通任督之脉，走膀胱而引群药，况车前子、王不留，尽下泄之品，服之而前阴有不利者乎？

又方：

熟地一两　山药一钱　山萸四钱　丹皮一钱　泽泻一钱　肉桂一钱　车前子一钱

水煎服。

此方不去通小便而专治肾水，肾中有水，而膀胱之气自然行矣。盖膀胱之开合，肾司其权也。

大小便不通

方用：

头发烧灰研末，用三指一捻，入热水半碗，饮之立通。

又方：

蜜一茶杯　皮硝一两　黄酒一茶杯　大黄一钱

煎一处，温服神效。

厥证门

寒厥

此症手足必青紫，饮水必吐，腹必痛，喜火熨之。方用：

人参三钱　白术一两　附子一钱　肉桂一钱　吴萸一钱

水煎服。

热厥

此症手足虽寒而不青紫，饮水不吐，火熨之，腹必痛。一时手足厥逆，痛不可忍。人以为四肢之风症也，谁知是心中热蒸，外不能泄，故四肢手足则寒，而胸腹皮热如火。方用：

柴胡三钱　当归二钱　荆芥一钱　黄连二钱　炒栀二钱　半夏一钱　枳壳一钱

水煎服，二剂愈。

又方

柴胡三钱　当归二钱　荆芥一钱　黄连二钱　炒栀二钱　半夏一钱　枳壳一钱

水煎服。以白芍为君，取入肝而平木也。

尸厥

此症一时猝倒，不省人事，乃气虚而痰迷心也。补气化痰而已。方用：

人参三钱　白术五钱　半夏三钱　南星三钱　附子五分　白芥子一钱

水煎服。

又方：

苍术三两

水煎，灌之必吐，吐后即愈。盖苍术阳药，善能祛风，故有奇效，凡见鬼者，用之更效。

厥证

人有忽然发厥，闭目撒手，喉中有声，有一日死者，有二三日死者。此厥多犯神明，然亦素有痰气而发也。治法宜攻其痰而开心窍。方用起迷丹：

人参五钱　半夏五钱　菖蒲二钱　菟丝子一两　茯苓三钱　皂荚一钱　生姜一钱　甘草三分

水煎服。

气虚猝倒

人有猝然昏倒，迷而不悟，喉中有痰，人以为风也，谁知是气虚乎！若作风治，无不死者。此症盖因平日不慎女色，精亏以致气衰，又加不慎起居，而有似乎风者，其实非风也。方用：

人参一两　黄芪一两　白术一两　茯苓五钱　菖蒲一钱　附子一钱　半夏二钱　白芥子三钱

水煎服。

此方补气而不治风，消痰而不耗气，一剂神定，二剂痰清，三剂全愈。

阴虚猝倒

此症有肾中之水虚，而不上交于心者，又有肝气燥，不能生心之火者，此皆阴虚而能令人猝倒者也。方用再苏丹：

熟地二两　山萸一两　元参一两　麦冬一两　茯苓五钱　五味子一两　柴胡一钱　菖蒲一钱　白芥子三钱

水煎服。

此方补肾水，滋肺气，安心通窍，泻火消痰，实有神功，十剂全愈。

阳虚猝倒

人有心中火虚，不能下交于肾而猝倒者，阳虚也。方用：

人参一两　白术一两　茯神五钱　附子一钱　甘草一钱　生半

夏三钱　生枣仁一两

水煎服。

药下喉，则痰静而气出矣，连服数剂，则安然如故。此症又有胃热，不能安心之火而猝倒者，亦阳虚也。方用：

人参一两　元参一两　石膏五钱　麦冬三钱　菖蒲一钱　花粉五钱

水煎服。

一剂心定，二剂火清，三剂全愈。

肾虚猝倒

人有口渴索引，眼红气喘，心脉洪大，舌不能言，不可作气虚治。此乃肾虚之极，不能上滋于心，心火亢极，自焚闷乱，遂致身倒，有如中风者。法当补肾，而佐以清火之药。方用水火两治汤：

熟地一两　当归一两　元参一两　麦冬五钱　生地五钱　山萸五钱　黄连三钱　茯神五钱　白芥子三钱　五味子三钱

水煎，连服数剂而愈。

大怒猝倒

人有大怒跳跃，忽然卧地，两臂抽搐，唇口歪斜，左目紧闭，此乃肝火血虚，内热生风之症。当用八珍汤加丹皮、钩藤、山栀。若小便自遗，左关脉弦洪而数，此肝火血燥，当用六味汤加钩藤、五味子、麦冬、川芎、当归，愈后须改用补中益气汤加山栀、丹皮、钩藤，多服。如妇人得此症，则逍遥散加钩藤及六味汤，便是治法。

中风不语

人有跌倒昏迷，或自卧而跌下床者，此皆气虚，而痰邪犯之也。方用三生引：

人参一两　半夏生，三钱　南星生，三钱　附子生，一个

水煎，灌之。

此症又有因肾虚而得之者。夫肾主藏精，主下焦地道之生身，冲任二脉系焉。二脉与肾之大络，同出于肾之下，起于胞之中，其冲脉因称胞络，为经脉之海，遂名海焉。其冲脉之上行者，渗诸阳，灌诸精；下行者，渗诸阴，灌诸络，而温肌肉，别络结于跗。因肾虚而肾络与胞内绝，不通于上则喑，肾脉不上循喉咙挟舌本，则不能言，二络不通于下，则痱厥矣。方用地黄饮子：

熟地一两　巴戟一两　山萸一两　附子五钱　石斛六钱　茯苓一两　麦冬一两　菖蒲五钱　肉苁蓉一两　五味子五钱　肉桂三钱

薄荷、姜、枣，水煎服。

口眼歪斜

此症人多治木治金，固是。而不知胃土之为尤切，当治胃土，且有经脉之分。经云：足阳明之经，急则口目为僻，眦急不能视，此胃土之经为歪斜也。又云：足阳明之脉，挟口环唇，口歪唇斜，此胃土之脉为歪斜也。二者治法，皆当用黄芪、当归、人参、白芍、甘草、桂枝、升麻、葛根、秦艽、白芷、防风、黄柏、苏木、红花，水酒各半煎，微热服。如初起有外感

者，加葱白三茎同煎，取微汗自愈。

此症又有心中虚极，不能运于口耳之间，轻则歪斜，重则不语。方用：

人参三钱　白术五钱　茯苓三钱　半夏二钱　甘草一钱　菖蒲三钱　肉桂二钱　当归一两　白芍三钱

水煎服，二剂愈。

又治法：

令一人抱住身子，又一人抱住歪斜之耳轮，再令一人手摩其歪斜之处，至数百下，使面上火热而后已，少顷口眼如故矣，最神效。

半身不遂

此症宜于心胃而调理之。盖心为天真神机开发之本，胃是谷府，充大真气之标。标本相得，则心膈间之膻中气海，所留宗气盈溢，分布五脏三焦，上下中外，无不周遍。若标本相失，不能致其气于气海，而宗气散矣。故分布不周于经脉则偏枯，不周于五脏则喑。即此言之，未有不因真气不周而病者也。法宜黄芪为君，参、归、白芍为臣，防风、桂枝、钩藤、竹沥、姜、韭、葛、梨、乳汁为佐，治之而愈。若杂投乎乌、附、羌活之类，以涸荣而耗卫，如此死者，医杀人也。

半身不遂，口眼歪斜

方用：

人参五钱　黄芪一两　当归五钱　白术五钱　半夏三钱　干葛

三钱　甘草一钱　红花二钱　桂枝钱半

水二樽，姜三片，枣二枚，煎服。

此症人多用风药治之，殊不见功，此药调理气血，故无不效。

痫证

此证忽然卧地，作牛马猪羊之声，吐痰如涌泉者，痰迷心窍也，盖因寒而成，感寒而发也。方用：

人参三钱　白术一两　茯神五钱　山药三钱　薏仁五钱　肉桂一钱　附子一钱　半夏三钱

水煎服。

又方

人参一两　白术五钱　茯神一两　半夏一钱　南星一钱　附子一钱　柴胡一钱　菖蒲三分

水煎服。此本治寒狂之方，治痫亦效。

癫狂门

癫狂

此症多生于脾胃之虚寒，饮食入胃，不变精而变痰，痰迷心窍，遂成癫狂。苟徒治痰而不补气，未有不死者也。方用：

人参五钱　白术一两　半夏三钱　陈皮一钱　甘草五分　干姜一钱　菖蒲五分　白芥子五钱　肉桂一钱

水煎服。

如女人得此症，去肉桂加白芍、柴胡、黑栀，治之亦最神效。

发狂见鬼

此症气虚而中痰也，宜固其正气，而佐以化痰之品。方用：

人参一两　白术一两　半夏三钱　南星三钱　附子一钱

水煎服。

发狂不见鬼

此是内热之症。方用：

人参三钱　白芍三钱　半夏三钱　南星二钱　黄连二钱　陈皮
一钱　甘草一钱　白芥子一钱

水煎服。

狂证

此症有因寒得之者，一时之狂也，可用白虎汤以泻火。更
有终年狂而不愈者，或拿刀杀人，或骂亲戚，不认儿女，见水
大喜，见食大恶，此乃心气之虚，而热邪乘之，痰气侵之也。
方用化狂丹：

人参一两　白术一两　茯神一两　附子一分　半夏三钱　菟丝
子三钱　菖蒲一钱　甘草一钱

水煎服。

一剂狂定。此方妙在补心、脾、胃三经，而化其痰，不去
泻火。盖泻火则心气益伤，而痰涎益盛，狂何以止乎？尤妙微

用附子，引补心消痰之品，直入心中，则气易补而痰易消，又何用泻火之多事哉？

寒狂

凡发狂骂人，未渴索饮，与水不饮者，寒症之狂也。此必气郁不舒，怒气未泄，其人必性情过于柔弱，不能自振者耳，宜补气消痰。方用：

人参一钱　白术五钱　茯神一两　半夏一钱　南星一钱　附子一钱　菖蒲三分　柴胡一钱

水煎服。药下喉，睡熟醒来，病如失也。

怔忡惊悸门

怔忡不寐

此症心经血虚也。方用：

人参三钱　当归三钱　茯神三钱　丹皮二钱　麦冬三钱　甘草一钱　生枣仁五钱　熟枣仁五钱　菖蒲一钱　五味子一钱

水煎服。

此方妙在用生、熟枣仁，生使其日间不卧，熟使其夜间不醒，又以补心之药为佐，而怔忡安矣。

心惊不安，夜卧不睡

此心病而实肾病也，宜心肾兼治。方用：

人参三两　茯苓三两　茯神三两　远志二两　熟地三两　枣仁生，一两　山萸三两　当归三两　菖蒲三钱　黄连五钱　肉桂五钱　白芥子一两　麦冬三两　砂仁五钱

蜜丸，每日下五钱，汤酒俱可。

此方治心惊不安与不寐耳。用人参、当归、茯神、麦冬足矣，即为起火不寐，亦不过用黄连足矣，何以反用熟地、山萸补肾之药，又加肉桂以助火？不知人之心惊，乃肾气不入于心也；不寐乃心气不归于肾也。今用熟地、山萸补肾，则肾气可通于心，肉桂以补命门之火，则肾气既温，相火有权，君火相得，自然上下同心，君臣合德矣。然补肾固是，而亦有肝气不上于心而成此症者，如果有之，宜再加白芍二两，兼补肝木，斯心泰然矣。

恐怕

人夜卧，交睫则梦，争斗负败，恐怖之状，难以形容，人以为心病，谁知是肝病乎！盖肝藏魂，肝血虚则魂失养，故交睫若魇，此乃肝胆虚怯，故负恐维多。此非大补，不克奏功，而草木之品，不堪任重，当以酒化鹿角胶，空腹服之可愈，盖鹿角胶大补精血，血旺则神自安矣。

神气不宁

人有每卧则魂飞扬，觉身在床而魂离体矣，惊悸多魇，通夕不寐，人皆以为心病也，谁知是肝经受邪乎！盖肝气一虚，邪气袭之，肝藏魂，肝中邪，魂无依，是以魂飞扬而若离体也。

法用珍珠母为君，龙齿佐之，珍珠母入肝为第一，龙齿与肝同类，龙齿虎睛，今人例以为镇心之药，讵知龙齿安魂，虎睛定魄，东方苍龙木也，属肝而藏魂；西方白虎金也，属肺而藏魄。龙能变化，故魂游而不定，虎能专静，故魄止而有守，是以治魄不宁宜虎睛，治魂飞扬宜龙齿，药各有当也。

腰腿肩臂手足疼痛门

满身皆痛

手足心腹，一身皆痛，将治手乎？治足乎？治肝为主，盖肝气一舒，诸痛自愈，不可头痛救头，足痛救足也。方用：

柴胡一钱　甘草一钱　陈皮一钱　栀子一钱　白芍五钱　薏仁五钱　茯苓五钱　当归二钱　苍术二钱

水煎服。

此逍遥散之变化也，舒肝而又去湿去火，治一经而诸经无不愈也。

腰痛

痛而不能俯者，湿气也。方用：

柴胡一钱　泽泻一钱　猪苓一钱　防己二钱　肉桂三分　白芥子一钱　白术五钱　甘草五钱　山药三钱

水煎服。

此方妙在入肾去湿，不是入肾而补水。初痛者，一二剂可以奏功，日久必多服为妙。

腰痛

痛而不能直者，风寒也。方用：逍遥散加防己一钱，一剂可愈。若日久者，当加杜仲一两，改白术二钱，酒煎服，十剂而愈。

又方

杜仲盐炒，一两　破故纸盐炒，五钱　熟地三两　核桃仁二钱
白术三两

蜜丸，每日空心白水送下五钱，服完可愈，如未痊愈，再服一料，必愈。

腰痛

凡痛而不止者，肾经之病，乃脾湿之故。方用：

白术四两　薏仁三两　芡实二两

水六碗，煎一碗，一气饮之。此方治梦遗之病亦神效。

腰腿筋骨痛

方用养血汤：

当归一钱　生地一钱　肉桂一钱　牛膝一钱　杜仲一钱　破故
纸一钱　茯苓一钱　防风一钱　川芎五分　甘草三分　山萸二钱　核
桃二个　土茯苓二钱

水酒煎服。

腰痛足亦痛

方用：

黄芪半斤　防风五钱　薏仁五两　杜仲一两　茯苓五钱　车前子三钱　肉桂一钱

水十碗，煎二碗，入酒，以醉为主，醒即愈。

腰足痛，明系是肾虚而气衰，更加之湿，自必作楚。妙在不补肾而单益气，盖气足则血生，血生则邪退，又助之薏仁、茯苓、车前之类去湿，湿去而血活矣。况又有杜仲之健肾，肉桂之温肾，防风之荡风乎！

腿痛

身不离床褥，伛偻之状可掬，乃寒湿之气侵也。方用：

白术五钱　芡实二钱　茯苓一两　肉桂一钱　萆薢一两　杜仲三钱　薏仁二两

水煎，日日服之，不必改方，久之自奏大功。

两臂肩膊痛

此手经之病，肝气之郁也。方用：

当归三两　白芍三两　柴胡五钱　陈皮五钱　羌活三钱　白芥子三钱　半夏三钱　秦艽三钱　附子一钱

水六碗，煎三沸，取汁一碗，入黄酒服之，一醉而愈。

此方妙在用白芍为君，以平肝木不来侮胃；而羌活、柴胡又去风，直走手经之上；秦艽亦是风药，而兼附子攻邪，邪自退出；半夏、陈皮、白芥子，祛痰圣药，风邪去而痰不留；更得附子无经不达，而其痛如失也。

手足痛

手足，肝之分野，而人乃为脾经之热，不知散肝木之郁结，而手足之痛自去。方用逍遥散加：

栀子三钱　半夏二钱　白芥子二钱

水煎服，二剂，其痛如失。

盖肝木作祟，脾不敢当其锋，气散于四肢，结而不伸，所以作楚，今平其肝气，则脾气自舒矣。

胸背手足颈项腰膝痛

筋骨牵引，坐卧不得，时时走易不定，此是痰涎伏在心膈上下，或令人头痛，夜间喉中如锯声，口流涎唾，手足重，腿冷。治法用控涎丹，不足十剂，其病如失矣。

背骨痛

此症乃肾水衰耗，不能上润于脑，则河车之路干涩而难行，故作痛也。方用：

黄芪一两　熟地一两　山萸四钱　白术五钱　防风五钱　五味子一钱　茯苓三钱　附子一分　麦冬二钱

水煎服。

此方补气补水，去湿去风，润筋滋骨，何痛之不愈哉？

腰痛兼头痛

上下相殊也，如何治之乎？治腰乎？治头乎？谁知是肾气不通乎！盖肾气上通于脑，而脑气下达于肾，上下虽殊，而气实相通。法当用温补之药，以大益其肾中之阴，则上下之气通矣。方用：

熟地一两　杜仲五钱　麦冬五钱　五味子二钱

水煎服。

一剂即愈。方内熟地、杜仲，肾中药也，腰痛是其专功。今并头而亦愈者何也？盖此头痛，是肾气不上达之故，用补肾之味，则肾气旺而上通于脑，故腰不痛而头亦不痛矣。

心腹痛门

心痛辨

心痛之症有二：一则寒气侵心而痛，一则火气焚心而痛。寒气侵心者，手足反温；火气焚心者，手足反冷，以此辨之最得。

寒痛

方用：

良姜三钱　肉桂一钱　白术三钱　甘草一钱　草乌三钱　贯众三钱

水煎服。

热痛

方用：
黑栀三钱　甘草一钱　白术五钱　半夏一钱　柴胡一钱
水煎服。
心不可使痛，或寒或火，皆冲心包耳。

久病心痛

心乃神明之君，一毫邪气不可干犯，犯则立死。经年累月而痛者，邪气犯心包络也，但邪有寒热之辨，如恶寒，见水如仇，火熨之则快，此寒邪也。方用：
苍术二钱　白术五钱　当归一两　肉桂一钱　良姜一钱
水煎服。

久病心痛

如见水喜悦，手按之而转痛者，热气犯心包络也。方用：
白芍一两　黑栀三钱　甘草一钱　当归三钱　生地三钱　陈皮八分
水煎服。
寒热二症，皆责之于肝也，肝属木，心属火，木衰不能生火，则包络寒，补肝而邪自退。若包络之热，由于肝经之热，泻肝而火自消也。

腹痛

痛不可忍，按之愈痛，口渴饮以凉水，则痛少止，少顷依然大痛，此火结在大小肠也，若不急治，一时气绝。方用定痛如神汤：

黑栀三钱　甘草一钱　茯苓一两　白芍五钱　苍术三钱　厚朴一钱
水煎服。

此方舒肝经之气，利膀胱之水，泻水逐瘀，再加大黄一钱，水煎服，勿迟。

腹痛

肠中有痞块，一时发作而痛，不可手按者。方用：

白术二两　枳实一两　马粪炒焦，五钱
好酒煎服。

冷气心腹痛

方用火龙丹：

硫黄醋制，一两　胡椒一钱　白矾四钱
醋打荞面为丸如桐子大，每服二十五丸，米汤下。

胃气痛

人病不能饮食，或食而不化，作痛作满，或兼吐泻，此肝木克脾土也。方用：

　　白芍二钱　当归二钱　柴胡二钱　茯苓二钱　甘草一钱　白芥子一钱　白术三钱

　　水煎服。

　　有火，加栀子二钱；无火，加肉桂一钱；有食，加山楂三钱；伤面食，加枳壳一钱、麦芽一钱；有痰，加半夏一钱。有火能散，有寒能驱，此右病而左治之也。

麻木门

手麻木

此乃气虚而寒湿中之，如其不治，三年后必中大风。方用：
白术五钱　黄芪五钱　陈皮五分　桂枝五分　甘草一两
水煎服。

手麻

十指皆麻，面目失色，此亦气虚也，治当补中益气汤加木香、麦冬、香附、羌活、乌药、防风，三剂可愈。

手足麻木

四物汤加人参、白术、茯苓、陈皮、半夏、桂枝、柴胡、羌活、防风、秦艽、牛膝、炙草，姜、枣引煎服，四剂愈。

木

凡木是湿痰死血也，用四物汤加陈皮、半夏、茯苓、桃仁、红花、白芥子、甘草、竹沥、姜汁，水煎服。

腿麻木

方用导气散：

黄芪二钱　甘草钱半　青皮一钱　升麻五分　柴胡五分　五味子三十粒　归尾五分　泽泻五分　陈皮八分　红花少许

水煎，温服甚效。

两手麻木，困倦嗜卧

此乃热伤元气也。方用益气汤：

人参一钱　黄芪二钱　甘草一钱　炙草五分　柴胡七分　五味子三十粒　白芍七分

姜三片，枣二枚，水煎热服。

浑身麻木

凡人身体麻木不仁，两目羞明怕日，眼涩难开，视物昏花，睛痛。方用神效黄芪汤：

黄芪一钱　陈皮五分　人参八分　炙草四分　白芍一钱　蔓荆子二分

如有热，加黄柏三分。水煎服。

麻木痛

风寒湿三气，合而成疾，客于皮肤肌肉之间，或痛，或麻木。方用：

牛膝胶二两　南星五钱　姜汁半碗

共熬膏摊贴，再以热鞋底熨之，加羌活、乳香、没药，更妙。

足弱

此症不能步履，人以为肾水之虚，谁知由于气虚而不能运动乎。方用补中益气汤加：

牛膝三钱　金石斛五钱　黄芪一两　人参三钱

水煎服。

筋缩

凡人一身筋脉，不可有病，病则筋缩而身痛，脉涩而体重矣。然筋之舒在于血和，而脉之平在于气足，故治筋必先须治血，而治脉必须补气。人若筋急蜷缩，伛偻而不能直立者，皆筋病也。方用：

当归一两　白芍五钱　薏仁五钱　生地五钱　元参五钱　柴胡一钱

水煎服。

此方妙在用柴胡一味，入于补药中。盖血亏则筋病，用补药以治筋宜矣，何又用柴胡？夫肝为筋之主，筋乃肝之余，气不顺，筋自缩急，今用柴胡以舒散之，郁气既除，而又济之以大剂补血，则筋得其养矣。

胁痛门

两胁有块

左胁有块作痛，是死血也；右胁有块作痛，是食积也。遍身作痛，筋骨尤甚，不能伸屈，口渴目赤，头眩痰壅，胸不利，小便短赤，夜间殊甚，又遍身作痒如虫行，人以为风也，谁知是肾气虚而热也。法用六味地黄汤加栀子、柴胡，乃是正治也。三剂见效。

左胁痛

左胁痛，肝经受邪也。方用：

黄连吴萸炒，二钱　柴胡一钱　当归一钱　青皮一钱　桃仁研，一钱
川芎八分　红花五分

水煎，食远服。有痰，加陈皮、半夏。

右胁痛

此是邪入肺经也。方用：

片姜黄二钱　枳壳二钱　桂心二分　炙草五分　陈皮五分　半夏五分

水煎服。

左右胁俱痛

方用：
柴胡　川芎　青皮　枳壳　香附　龙胆草　当归　砂仁
甘草　木香
姜水煎服。

两胁走注

两胁走注，痛而有声者，痰也。方用二陈汤去甘草，加枳
壳、砂仁、广木香、川芎、青皮、苍术、香附、茴香，水煎服。

胁痛身热

此痨也，用补中益气汤加川芎、白芍、青皮、砂仁、枳壳、
茴香，去黄芪，水煎服。

胁痛

此乃肝病也，故治胁痛，必须平肝，平肝必须补肾，肾水
足而后肝气有养，不治胁痛，而胁痛自平也。方用肝肾兼资汤：
熟地一两　白芍二两　当归一两　黑栀一钱　山萸五钱　白芥
子三钱　甘草三钱
水煎服。

胁痛咳嗽

咳嗽气急，脉滑数者，痰结痛也。
瓜蒌仁　枳壳　青皮　茴香　白芥子
水煎服。

浊淋门 _{附肾病}

二浊五淋辨

浊淋二症，俱小便赤也。浊多虚，淋多实，淋痛浊不痛为异耳。浊淋俱属热症，惟其不痛，大约属湿痰下陷及脱精所致；惟其有痛，大约纵淫欲火动，强留败精而然，不可混治。

淋证

方用五淋散：
淡竹叶—钱　赤茯苓—钱　芥穗—钱　车前子五钱　灯芯—钱
水煎服。

浊证

方用清心莲子饮：
石莲子二钱半　人参二钱半　炙草二钱　麦冬钱五分　黄芪—钱半
赤茯苓二钱　地骨皮—钱半　车前子—钱半　甘草五分

水煎服。

阳强不倒

此虚火炎上，而肺气不能下行故耳。若用黄柏、知母煎汤饮之，立时消散。然自倒之后，终年不能振起，亦非善治之法也。方用：

元参三两　麦冬三两　肉桂三分

水煎服。

此方妙在用元参以泻肾中之火，肉桂入其宅，麦冬助肺金之气，清肃下行，以生肾水，水足则火自息矣，不求倒而自倒矣。

阳痿不举

此症乃平日过于琢削，日泄其肾中之水，而肾中之火亦因之而消亡。盖水去而火亦去，必然之理。有如一家人口，厨下无水，何以为炊？必有水而后取柴炭以煮饭，不则空铛也。方用：

熟地一两　山萸四钱　远志一钱　巴戟一钱　肉桂二钱　肉苁蓉一钱　人参三钱　茯神二钱　杜仲一钱　白术五钱

水煎服。

尿血又便血

便血出于后阴，尿血出于前阴，最难调治，然总之出血于下也。方用：

生地一两　地榆三钱

水煎服。二症俱愈。

盖大小便各有经络，而其症皆因膀胱之热也。生地、地榆，俱能清膀胱之热，一方而两用之也，盖分之中有合。

疝气

方用去铃丸：

大茴香一斤　姜汁一斤

将姜汁入茴香内，浸一宿，入青盐二两，同炒红为末，酒丸桐子大，每服三十丸，温酒或米汤送下。

肾子痛

方：

泽泻一钱　陈皮一钱　丹皮三分　吴萸五分　赤苓一钱　小茴香三分　苍术五分　枳实三分　山楂四分　苏梗四分

姜水煎服。

又方：

酒炒大茴香　酒炒小茴香　赤石脂煅　广木香各等份

乌梅肉捣烂为丸，如桐子大，空心，每服十五丸，葱酒送下立效。

偏坠

方用：

小茴香　猪苓等份

微炒为末，空心，盐水冲服。热盐熨，亦甚效。

杂　方

病在上而求诸下

头痛、目痛、耳红、腮肿，一切上焦等症，除清凉发散正治外，人即束手无策，而不知更有三法：如大便结，脉沉实者，用酒蒸大黄三钱微下之，名釜底抽薪之法。如大便泻，脉沉，足冷者，宜六味地黄汤加牛膝、车前、肉桂；足冷甚者，加熟附子，是冷极于下，而迫其火之上升也，此名导龙入海之法。大便如常，脉无力者，用牛膝、车前引下之，此名引火归源之法也。

病在下而求诸上

凡治下焦病，用本药不愈者，须从上治之。如足痛足肿，无力虚软，膝疮红肿，用木瓜、薏仁、牛膝、防己、黄柏、苍术之品，不效者定是中气下陷，湿热下流，用补中益气升提之。如足软不能行而能食，名曰痿症，宜清肺热。如治泄泻，用实脾利水之剂，不效者，亦用补中益气去当归，加炮姜、苍术，脉迟加肉蔻、故纸。如尿血，用凉血利水药不效，宜清心莲子饮，若清心不止，再加升、柴。如治便血，用止涩之药不效，或兼泄泻，须察其脉。如右关微，或数大无力，是脾虚不摄血，宜六君子加炮姜；若右关沉紧，是饮食伤脾，不能摄血，加沉香二分；右寸洪数，是实热在肺，宜清肺，麦冬、花粉、元参、枯芩、桔梗、五味子、枳壳等味。

疮毒

方用如神汤：

银花一两　当归一两　蒲公英一两　荆芥一钱　连翘一钱　甘草三钱

水煎服。

头面上疮

方用：

银花二两　当归一两　川芎五钱　桔梗三钱　黄芩一钱　蒲公英三钱　甘草五钱

水煎服。二剂全消。

头疮不可用升提之药，最宜用降火之品，切记之！

身上手足之疮疽

方用：

银花三钱　当归一两　甘草三钱　牛子二钱　花粉五钱　蒲公英三钱　芙蓉叶无叶用根，七片

水煎服。

统治诸疮

方用：

花粉　甘草　银花　蒲公英

水煎服。

二剂全愈。此方消毒大有其功，诸痈诸疽，不论部位，皆治之。

黄水疮

方用：

雄黄、防风煎汤，洗之即愈。

手汗

方用：

黄芪一两　干葛一两　荆芥三钱　防风三钱

水煎一盆，热熏，温洗，三次愈。

饮砒毒

用生草三两，加羊血半碗，和匀饮之，立吐而愈。若不吐，速用大黄二两，甘草五钱，白矾一两，当归三两，水煎数碗饮之，立时大泻即生。

补肾

方用：

大盐青莪苇七寸，煮核桃。

嚏喷

法用：

生半夏为末，水丸，绿豆大，入鼻孔，必嚏喷不已，用水饮之立止。通治中风不语，及中恶中鬼俱妙。

破伤

方用：

蝉蜕，去净头足，为末，五钱，用好酒一碗煎滚，入末，调匀服之，立生。

又方：

生麻油、头发、马尾、罗底、羊粪蛋各等份，共为末，黄酒冲服。

疯狗咬伤

用：

手指甲焙黄为末，滚黄酒冲服，发汗即愈，忌床事百日。

小儿科

色

小儿鼻之上，眼之中，色红者，心热也。红筋横直，现于山根，皆心热也。色紫者，心热之甚，而肺亦热也。色青者，肝有风也。青筋横直现者，肝热也。直者风上行，横者风下行也。色黑者，风甚，而肾中有寒也。色白者，肺中有痰。黄者，脾胃虚而作泻。一观其色，而疾可知矣。

脉

大人看脉于寸关尺，小儿不然，但看其数不数而已。数甚则热，不数则寒也。数之中浮者，风也；沉者，寒也；缓者，湿也；涩者，邪也；滑者，痰也；有止歇者，痛也。如此而已，余不必过谈也。

三关

小儿虎口，风、气、命三关，紫属热，红属寒，青属惊风，白属疳。风关轻，气为重，若至命关，则难治矣。

不食乳

小儿不食乳，心热也。葱煎乳汁，令小儿服之亦妙。不若用黄连三分，煎汤一分，灌数次即食矣，神效。

脐不干

用车前子炒焦为细末，敷之即干。

山根

山根之上，有青筋直现者，乃肝热也。方用：

柴胡三分　白芍一钱　当归五分　半夏三分　白术五分　茯苓一钱　山楂三个　甘草一分

水煎服。

有青筋横现者，亦肝热也。直者风上行，横者风下行。用前方加柴胡五分，麦芽一钱，干姜一分。水煎服。

有红筋直现者，心热也。亦用前方加黄连一分，麦冬五分，去半夏，加桑白皮、天花粉各二分，水煎服。

有红筋斜现者，亦心热也，亦用前方加黄连二分，热积于胸中，不可用半夏，用桑白皮、花粉可也。

有黄筋现于山根者，不论横直，总是脾胃之症，或吐或泻，腹痛或不思食。方用：

白术五分　茯苓五分　陈皮二分　人参二分　神曲一分　淡竹叶七分　麦芽二分　甘草一分

水煎服。

有痰，加半夏一分，白芥子二分；如口渴有热者，加麦冬三分，黄芩一分；有寒，加干姜一分；吐，加白蔻一粒；泻，加猪苓五分；腹痛按之大叫者，食也，加大黄三分，枳实一分；按之不呼号者，寒也，加干姜三分；如身发热者，不可用此方。

发热

不拘早晚发热，俱用万全汤，神效。

柴胡三分　白芍一钱　当归五分　白术三分　茯苓二分　甘草一分　山楂三个　黄芩三分　苏叶一分　麦冬一钱　神曲三分

水煎服。

冬加麻黄一分，夏加石膏三分，春加青蒿三分，秋加桔梗三分，有食加枳壳三分，有痰加白芥子三分，吐加白蔻一粒，泻加猪苓一钱。小儿诸症，不过如此，不可作惊风治之，如果有惊风，加人参五分，其效如神。

凡潮热、积热、疟热，乃脾积寒热，俱用姜、梨引。

柴胡、人参、黄芩、前胡、秦艽、甘草、青蒿各一分，童便浸，晒干，生地一寸，薄荷二叶，或生梨、生藕一片，水煎服，甚效。

感冒风寒

方用：

柴胡五分　白术一钱　茯苓三分　陈皮二分　当归八分　白芍一钱　炙草三分　半夏三分

水煎，热服。

惊风

世人动曰惊风，谁知小儿惊则有之，而风则无。小儿纯阳之体，不当有风，而状有风者，盖小儿阳旺内热，内热则生风，是非外来之风，乃内出之风也。内风作外风治，是速之死也。方用清火散风汤：

白术三分　茯苓二钱　陈皮一分　栀子三分　甘草一分　白芍

一钱　半夏一分　柴胡五分

水煎服。

此方健脾平肝之圣药，肝平则火散，脾健则风止，断不可以风药表散之也。

惊风

凡惊风皆由于气虚。方用压风汤：

人参五分　白术五分　甘草三分　茯神一钱　半夏三分　神曲五分　砂仁一粒　陈皮一分　丹砂三分

水煎服。治慢惊风，加黄芪。

痢疾

方用：

当归一钱　黄连二分　白芍一钱　枳壳五分　槟榔五分　甘草三分

水煎，温服。

红痢，倍黄连；白痢，加泽泻三分；腹痛，倍甘草，加白芍；小便赤，加木通三分；下如豆汁，加白术一钱；伤食加山楂、麦芽各三分；气虚加人参三分。

泄泻

身热如火，口渴舌燥，喜冷饮而不喜热汤。方用泻火止泻汤：

车前子二钱　茯苓一钱　白芍一钱　黄连三分　泽泻五分　猪苓三分　麦芽一钱　枳壳二分

水煎服。

寒泻

此症必腹痛而喜手按摩，口不渴而舌滑，喜热饮而不喜冷水也。方用散寒止泻汤：

人参一钱　白术一钱　茯苓二钱　肉桂二分　甘草一分　砂仁一粒　神曲五分　干姜二分

水煎服。

吐

此症虽胃气之弱，亦脾气之虚。小儿恣意饱食，不能消化，久之上冲于胃口而吐也。方用止吐速效汤：

人参一钱　白术一钱　砂仁一粒　茯苓二钱　陈皮二分　半夏一分　干姜一分　麦芽五分　山楂三个

水煎服。

咳嗽

方用：

苏叶五分　桔梗一钱　甘草一钱

水煎热服，有痰加白芥子五分便是。

疳证

此脾热而因乎心热也，遂至口中流涎，若不平其心火，则脾火更旺，湿热上蒸，而口涎不能止。方用：

芦荟一钱　黄连三分　薄荷三分　茯苓二钱　甘草一分　桑白皮一钱　半夏三分

水煎服。

此心脾两清之圣药也，引火下行而疳自去矣。

口疳流水口烂神方

黄柏二钱　人参一钱

共为细末，敷口内，一日三次即愈。此方用黄柏去火，人参健脾，大人用之亦效。

疳证泻痢眼障神效方

石决明醋煅，一两　芦荟五钱　甘草三钱　川芎五钱　菊花四钱
白蒺藜五钱　胡黄连五钱　五灵脂五钱　细辛五钱　谷精草五钱

猪苓去筋，捣烂为丸如米大，每服二十五丸，不拘时，米汤下。

疟疾

方用：

柴胡六分　白术一钱　茯苓一钱　归身一钱　白芍钱半　半夏

五分　青皮五分　厚朴五分

水煎成，露一宿，再温与服。

热多者加人参、黄芪各五分；寒多者，加干姜三分；痰多者，加白芥子一钱；夜热，加何首乌、熟地各二钱；日发者，不用加；腹痛，加槟榔三分。

便虫

方用：

榧子去壳，五个　甘草三分

米饭为丸，服二次，则虫化为水矣。

积虫

方用：

使君子十个，去壳，炒　槟榔一钱　榧子去壳，十个　甘草一钱

米饭为丸如桐子大，每服十丸，二日虫出，五日全愈。

痘证回毒或疔肿

银花五钱　甘草一钱　人参二钱　元参一钱
水煎服。

痘疮坏症已黑者

人将弃之，药下喉即活。

人参三钱　陈皮一钱　蝉蜕五分　元参二钱　当归二钱　荆芥一钱

水煎服。

此乃元气虚而火不能发也。故用人参以补元气；元参去浮游之火；陈皮去痰开胃，则参无碍而相得益彰；荆芥以发之，又能引火归经；当归生新去旧，消瘀血；蝉蜕解毒除风。世人何知此妙法。初起时不可服，必坏症乃可服。

急慢风

急、慢惊风，三、六、九日，一切风俱治。

陈胆星　雄黄　朱砂　人参　茯苓　天竺黄　钩藤　牛黄　麝香　川郁金　柴胡　青皮　甘草

为细末，煎膏为丸如豌豆大，真金一张为衣，阴干，勿泄气，薄荷汤磨服。

治火丹神方

丝瓜子一两　柴胡一钱　元参一两　升麻一钱　当归五钱

水煎服。

又方：

升麻三钱　元参一两　干葛三两　青蒿三钱　黄芪三钱

水煎服。（此二方详火症门，小儿用之亦效，故又出之。）

此方妙在用青蒿，肝胃之火俱平，又佐以群药重剂，而火安有不灭者乎？

傅青主先生手著《女科》

先生本有《女科》传于世，此数条女科未载，故存之

产后以补气血为主

方用：

人参三钱　当归一两　川芎五钱　荆芥炒黑，一钱　益母草一钱

水煎服。

有风，加柴胡五分；有寒，加肉桂五分；血不净，加炒山楂十个；血晕，加炮姜五分；衄血，加麦冬二钱；夜热，加地骨皮五分；有食，加谷芽、山楂；有痰，加白芥子少许，余不必胡加。

胎漏胎动

此症气血两不足之故，方用：

人参二钱　白术五钱　杜仲一钱　枸杞一钱　山药二钱　归身三钱

茯苓二钱　熟地五钱　麦冬二钱　山萸二钱　五味子五分　甘草一钱

水煎服。

此方不寒不热，安胎之圣药也。胎动为热，不动为寒。

子悬

此乃胎热子不安，身欲立起于胞中，若悬起之象。倘以气

盛治之，立死矣。方用：

人参二钱　白术五钱　茯苓二钱　白芍五钱　黄芩一钱　归身
二钱　杜仲二钱　熟地一两　生地二钱

水煎服。

此皆利腰脐之药，少加黄芩，胎得寒而自定。

白带

产前无带也，有则难产之兆。即幸而顺生，产后必有血晕
之事。方用黑豆三合，水三碗，煎汤二碗，入白果十个，红枣
十个，再煎一碗入：

熟地一两　山萸四钱　茯苓三钱　泽泻二钱　丹皮二钱　薏仁
四钱　山药四钱

加水二碗，煎服。

一剂止，二剂永不白矣。亦通治妇人白带，无不神效。

产妇气喘腹痛

此症少阴受其寒邪，而在内之真阳必逼越于上焦，上假热
而下真寒也。方用平喘祛寒汤：

人参三钱　麦冬三钱　白术五钱　肉桂二钱　吴萸一钱

一剂喘定，二剂痛止。必微凉顿服。

产妇呕吐下痢

此肾水泛溢，因肾水之衰也。急用补阳之药入于补阴之中，

引火归源，水自下行矣。方用：

　　熟地一两　　山萸五钱　　人参五钱　　白术一两　　茯苓一两　　附子一钱　　肉桂三分　　车前子一钱

　　水煎服。

血崩

　　方用：

　　归身酒炒，一钱　　生地钱二分　　蒲黄酒炒，三分　　木通五钱　　地榆酒洗，三分　　丹皮酒炒，五分　　白术一钱　　橘红七分　　三七根五钱　　香附童便浸，五分　　姜三片

　　酒一杯，水一杯，煎九分，空心服。

产后大喘大汗

　　此乃邪入于阳明，寒变为热，故大喘大汗。平人得此病，当用白虎汤。而产妇气血大虚，何可乎？方用补虚降火汤：

　　麦冬一两　　人参五钱　　元参五钱　　桑叶十四片　　苏子五分

　　水煎服。

　　此方以麦冬、人参补气，元参降火，桑叶止汗，苏子定喘，助正而不攻邪，邪退而不损正，实有奇功。

产后亡阳发狂

　　大抵亡阳之症，用药汗止，便有生机。宜先止汗，而后定狂。方用收汗汤：

人参三两　桑叶三十片　麦冬二两　元参一两　青蒿五钱

水煎服。

一剂汗止，二剂狂定，后改人参、麦冬、五味子、当归、川芎调理。此方只可救亡阳之急症，一时权宜之计，二剂后必须改方。

产门症

方用：

黄柏炒，三钱　轻粉五分　儿茶二钱　冰片五分　麝香三分　蚯蚓粪三钱　白薇三钱　乳香炒，去油，三钱　铅粉三钱　潮脑三钱

共为细末，调匀擦疮。

此方治产门疮最效，亦通治诸疮。

打死胎

用细瓷盘为细末，或黄酒，或温水调下三钱，即出。